神经外科疾病诊断与重症监护

主编 施洪峰 王魁 朱岷山 孙远朋 姜绪涛

U0391310

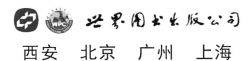

西安 北京 广州 上海

图书在版编目（CIP）数据

神经外科疾病诊断与重症监护/施洪峰等主编.——
西安：世界图书出版西安有限公司，2022.9
ISBN 978-7-5192-9925-5

Ⅰ.①神… Ⅱ.①施… Ⅲ.①神经外科学－疾病－诊
疗②神经外科学－险症－护理 Ⅳ.①R651②R473.6

中国版本图书馆CIP数据核字（2022）第173164号

书 名	**神经外科疾病诊断与重症监护** SHENJING WAIKE JIBING ZHENDUAN YU ZHONGZHENG JIANHU
主 编	施洪峰　王　魁　朱岷山　孙远朋　姜绪涛
责任编辑	李　娟
装帧设计	济南睿诚文化发展有限公司
出版发行	**世界图书出版西安有限公司**
地 址	西安市锦业路1号都市之门C座
邮 编	710065
电 话	029-87214941　029-87233647（市场营销部） 029-87234767（总编室）
经 销	全国各地新华书店
印 刷	山东麦德森文化传媒有限公司
开 本	787mm×1092mm　1/16
印 张	11.5
字 数	196千字
版次印次	2022年9月第1版　2022年9月第1次印刷
国际书号	ISBN 978-7-5192-9925-5
定 价	128.00元

编委会

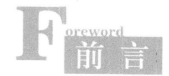

神经系统是统帅和协调全身各系统器官的重要部分,神经系统疾病对人们的生命和社会活动有着不可忽视的影响。近年来,虽然人们对神经系统疾病的认识水平不断进步,新的诊疗技术也在不断出现,但是由于神经系统疾病病因繁多,发病机制复杂,病情表现多样,因此神经系统疾病的诊断和康复依然是一个复杂的系统工程。随着医学科学,特别是分子生物学、转化医学和电子信息科学在医学领域中的应用和发展,人们对人体各系统、各器官疾病的病因和病理的认识逐渐明确,加之诊断方法和手术技术的不断改进,神经学的范畴也在不断地更新变化。如何降低病死率和致残率,使神经系统疾病患者能够生活自理和重返社会,是医学界普遍关注的热点。鉴于此,我们编写了《神经外科疾病诊断与重症监护》一书,以期展现神经系统疾病治疗领域的新技术、新成果,更好地为临床服务。

本书从临床工作的实际出发,力求用最简洁的方式介绍神经系统疾病的治疗方案。本书首先介绍了神经系统解剖和生理,然后介绍了脑血管疾病、脑神经疾病等神经系统疾病的诊治。本书内容简明扼要,结构清晰、明确,实用性较强,有助于临床医师对神经系统疾病迅速做出正确的诊断、恰当的治疗,可供神经科临床医师借鉴与参考。

虽然在编写过程中力求尽善尽美,但书中依然存在不足之处,望广大读者不吝赐教,以便再版时进行修正。

《神经外科疾病诊断与重症监护》编委会
2022 年 6 月

C目录

第一章

神经系统解剖和生理

第一节 中枢神经

中枢神经系统包括脑和脊髓,脑又分大脑、间脑、脑干和小脑等部分。各自的解剖结构不同,病损后的临床症状也不同。

一、大脑半球

大脑半球的表面由大脑皮质所覆盖,在脑表面形成脑沟和脑回,内部为白质、基底节及侧脑室,两侧大脑半球由胼胝体连接。中央沟、大脑外侧裂及其延长线、顶枕沟和枕前切迹的连线将每侧大脑半球分为额叶、顶叶、颞叶、枕叶,根据功能又有不同分区。而岛叶位于大脑外侧裂深部,被额、顶和颞叶所掩盖。此外,在半球内侧面还有胼胝体下回、终板旁回、扣带回、海马旁回、海马和齿状回等组成的边缘叶(图 1-1、图 1-2)。

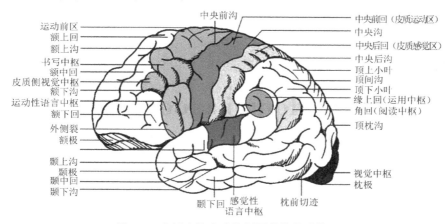

图 1-1 左侧大脑半球外侧面结构及功能区

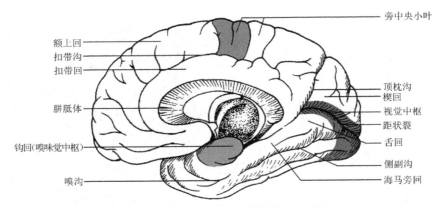

图 1-2 右侧大脑半球内侧面结构及功能区

两侧大脑半球的功能具有不对称性。一般认为左侧大脑半球在语言功能、逻辑思维、分析、运用及计算功能等方面起决定作用,称为优势半球,大部分右利手者位于左侧,只有一小部分右利手和约半数的左利手者优势半球可能在右侧。右侧大脑半球主要在空间功能、形状识别、音乐、美术、综合能力及短暂视觉记忆等方面占优势。

(一)额叶

1.解剖及生理功能

额叶位于外侧裂之上,中央沟前方。前端为额极,后面以中央沟与顶叶分界,下面以外侧裂与颞叶分界,内侧面以扣带沟与扣带回分界。在外侧面,中央前沟、额上沟和额下沟将额叶分为中央前回、额上回、额中回和额下回。

额叶的主要功能与随意运动、语言及高级精神活动有关。其主要功能区如下。

(1)皮质运动区:位于中央前回,是锥体束的主要发源地,管理对侧半身的随意运动。身体各部位代表区在此的排列均有相应的代表位置,由上向下呈倒人字形,呈手足倒置关系,代表区的大小与运动精细和复杂程度有关,与躯体所占体积无关。

(2)运动前区:位于皮质运动区前方,即额上回和额中回的后部,是锥体外系的皮质中枢,额-桥-小脑束亦起源于此。

(3)皮质侧视觉中枢:位于额中回后部,控制进行双眼同向侧视运动。

(4)书写中枢:位于优势半球的额中回后部,与支配手部的皮质运动区相邻。

(5)运动性语言中枢:位于优势半球外侧裂上方和额下回后部交界的三角区,管理语言运动。

（6）额前区：位于额叶前部，该区广泛的联络纤维与记忆、判断、抽象思维、情感、冲动行为等智力和精神活动有关。

2.损害表现及定位

额叶病变时主要引起随意运动、精神活动和语言方面的障碍。

（1）额极病变：以精神障碍为主，表现为记忆力和注意力减退，表情淡漠，反应迟钝，缺乏始动性和内省力，思维和综合能力下降，可有欣快感或易怒。

（2）中央前回病变：刺激性病变可引起对侧上肢、下肢或面部的抽搐或继发全身性癫痫发作，破坏性病变多引起单侧瘫痪。

（3）额上回、额中回和额下回病变：额上回和额中回后部为运动前区，病变时瘫痪不明显，可出现共济失调和步态不稳等锥体外系症状。额上回后部受损还可产生对侧上肢强握反射和摸索反射。额中回后部为皮质侧视觉中枢，刺激性病变引起双眼向病灶对侧凝视，破坏性病变双眼向病灶侧凝视。优势半球额中回后部书写中枢病变产生失写症。优势半球额下回后部病变产生运动性失语。

（4）旁中央小叶病变：可双侧同时受累，损害双侧下肢运动区，产生痉挛性截瘫（脑性截瘫），伴有排尿障碍、排便障碍，临床上可凭足部瘫痪严重而膝关节以上无瘫痪与脊髓性截瘫鉴别。

（5）额叶眶面病变：表现为饮食过量、胃肠蠕动过度、多尿、高热、出汗和皮肤血管扩张等症状。额叶底面肿瘤可出现病灶同侧嗅觉丧失和原发性视神经萎缩，对侧视盘水肿，称为额叶基底部综合征。

（二）顶叶

1.解剖及生理功能

顶叶位于中央沟后、顶枕沟前和外侧裂延长线的上方。前面以中央沟与额叶分界，后面以顶枕沟和枕前切迹的连线与枕叶分界，下面以外侧裂与颞叶分界。在外侧面，中央后沟和顶间沟将顶叶分为中央后回、顶上小叶和顶下小叶。顶下小叶包括围绕外侧裂末端的缘上回和围绕颞上沟末端的角回。顶叶主要有以下功能分区。

（1）皮质感觉区：中央后回为浅感觉和深感觉的皮质中枢，接受对侧身体的浅、深感觉信息，各部位代表区的排列也呈倒人字形，头部在下而足在顶端，延续到旁中央小叶后半。顶上小叶为触觉和实体觉皮质中枢。

（2）运用中枢：位于优势半球的缘上回，与复杂动作和劳动技巧有关。

（3）视觉性语言中枢：又称阅读中枢，位于优势半球的角回，靠近视觉中枢，为理解文字和符号意义的皮质中枢。

2.损害表现及定位

顶叶病变主要产生皮质性感觉障碍,如失用症、失读症和失认症等。

(1)中央后回和顶上小叶病变:如为破坏性病变,主要表现为病灶对侧肢体复合性感觉障碍,如实体觉、位置觉、两点辨别觉和皮肤定位觉的减退和缺失,而痛温觉可不受影响。如为刺激性病变,则可出现病灶对侧肢体的部分性感觉性癫痫发作,如扩散到中央前回运动区,可引起部分性运动性癫痫发作,亦可扩展为全身抽搐伴意识丧失。

(2)缘上回病变:优势半球的缘上回病变可出现失用症,非优势侧缘上回邻近结构损害时可出现体象障碍。

(3)角回病变:优势半球的角回受损时可导致格斯特曼综合征,主要表现为失算症、手指失认、左右失认症、失写症。角回受损还可引起失读。非优势侧顶叶邻近角回损害时可产生体象障碍。

(4)顶叶视辐射纤维病变:损害视辐射的上部,引起对侧视野的同向下象限盲。

(三)颞叶

1.解剖及生理功能

颞叶位于外侧裂的下方。以外侧裂与额、顶叶分界,前端为颞极,后面借枕前切迹与枕叶相邻。在外侧面,颞上沟和颞下沟将颞叶分为颞上回、颞中回和颞下回。颞上回的一部分掩入外侧裂中,为颞横回。在颞叶底面,侧副沟内侧为海马旁回,其前端弯曲,称为钩回。

颞叶的主要功能区如下。

(1)感觉性语言中枢:位于优势半球颞上回后部。

(2)听觉中枢:位于颞横回。

(3)嗅觉中枢:位于钩回及其邻近皮质。

(4)颞叶前区:与记忆、联想、比较等高级神经活动有关。

(5)颞叶内侧区:此区域属边缘系统,海马是其中的重要结构,与记忆、精神、行为和内脏功能有关。

2.损害表现及定位

颞叶病变时主要引起嗅觉、听觉、言语、记忆及精神活动方面的障碍。

(1)钩回病变:可出现颞叶癫痫,表现为幻嗅和幻味,做舔舌、咀嚼动作,称为钩回发作。当这种痫性放电扩散时,可出现错觉、幻觉、自动症、似曾相识感等。

(2)颞横回病变:一侧颞横回的听觉中枢受损时常无听觉障碍或双耳轻度听

力下降,双侧受损则听力障碍严重,偶可出现幻听。

(3)颞叶视辐射纤维病变:损害视辐射的下部,出现两眼对侧视野的同向上象限盲。

(4)颞上回、颞中回和颞下回病变:优势半球颞上回后部损害产生感觉性失语;优势半球颞中、下回后部损害产生命名性失语。

(5)优势侧颞叶广泛病变或双侧颞叶病变:可出现精神症状,多为人格改变、情绪异常、记忆障碍、精神迟钝及表情淡漠。

(四)枕叶

1.解剖及生理功能

枕叶位于顶枕沟和枕前切迹连线的后方,为大脑半球后部的小部分。其后端为枕极,在内侧面上,枕叶由距状沟分成楔叶和舌回。围绕距状沟的皮质为视觉中枢,亦称纹状区,接受外侧膝状体传来的视网膜的视觉冲动。枕叶的主要功能与视觉有关。

2.损害表现及定位

枕叶损害主要引起视觉障碍。

(1)视觉中枢病变:刺激性病变可出现闪光、暗影、色彩等幻视现象,破坏性病变可出现视力障碍和视野缺损。双侧视觉中枢病变产生皮质盲,表现为全盲,但对光反射存在。一侧视觉中枢病变可产生偏盲,但中心视力不受影响,称黄斑回避。距状裂以下舌回损害可产生双眼对侧视野同向性上象限盲;距状裂以上楔回损害可产生双眼对侧视野同向性下象限盲。

(2)优势侧纹状区周围病变:可出现视觉失认。

(3)顶枕颞交界区病变:可出现视物变形,有时是癫痫的先兆。

(五)岛叶

岛叶又称脑岛,呈三角形岛状,位于外侧裂深面,被额、顶、颞叶所覆盖。岛叶的功能与内脏感觉和运动有关。刺激人的岛叶可以引起内脏运动和感觉,如唾液分泌增加、恶心呃逆、胃肠蠕动增加和饱胀感。该叶损害多引起内脏运动和感觉的障碍。

(六)边缘叶

边缘叶由半球内侧面位于胼胝体周围和侧脑室下角底壁的一圈弧形结构构成,包括隔区(包括胼胝体下回和终板旁回)、扣带回、海马旁回、海马和齿状回、岛叶前部和颞极。边缘叶与杏仁核、丘脑前核、乳头体核、下丘脑、额叶眶面等结构共同组成边缘系统。边缘系统与网状结构和大脑皮质有着广泛的联系,参与高级神经、精神和内脏的活动。边缘系统损害时可出现情绪、记忆、智能、精神行为及内脏活动障碍。

二、内囊

(一)解剖及生理功能

内囊是宽厚的白质层,位于尾状核、豆状核及丘脑之间,在水平切面上,内囊形成尖端向内的钝角,分为 3 个部分。

1.内囊前肢

内囊前肢位于尾状核与豆状核之间,包含额叶脑桥束和丘脑前辐射。

2.内囊膝部

内囊膝部位于前、后肢相连处,皮质脑干束于此通过。

3.内囊后肢

内囊后肢位于丘脑与豆状核之间,依前后顺序分别为皮质脊髓束(支配上肢者靠前,支配下肢者靠后)、丘脑至中央后回的丘脑中央辐射、听辐射、颞桥束、丘脑后辐射和视辐射等(图 1-3)。

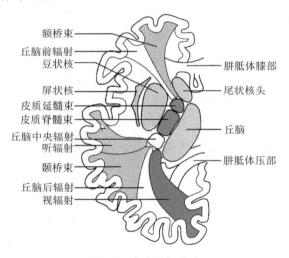

图 1-3　内囊的纤维束

(二)损害表现及定位

内囊的范围狭小,却聚集了大量的上下行传导束,特别是锥体束在此高度集中。内囊区完全性损害,可出现病灶对侧偏瘫、偏身感觉障碍及偏盲,称为"三偏"综合征,于内囊区出血时多见。一侧内囊区梗死时往往出现部分性内囊损害,如仅有偏瘫而无偏身感觉障碍,是因为锥体束的供血动脉(纹状体外侧动脉)与丘脑和丘脑辐射的供血动脉(丘脑膝状体动脉)分别属于颈内动脉系统和椎-基底动脉系统。

三、基底神经节

(一)解剖及生理功能

基底神经节亦称基底节或基底核,是大脑白质深部的灰质团块,包括尾状核、豆状核、屏状核及杏仁核(图 1-4)。尾状核和豆状核称为纹状体,豆状核又分为壳核和苍白球两部分。尾状核和壳核在种系发生上是较新的结构,称为新纹状体;苍白球种系发生较早,称为旧纹状体;杏仁核是基底神经节中发生最古老的部分,称为古纹状体。广义的基底神经节还包括红核、黑质和丘脑底核。基底神经节是锥体外系的重要组成部分,各核之间有密切的纤维联系,同时经丘脑上传信息至大脑皮质,下传冲动经丘脑、苍白球,再通过红核、黑质、网状结构等影响脊髓下运动神经元。基底神经节参与大脑皮质及小脑协同调节随意运动、肌张力和姿势反射,也参与复杂行为的调节。

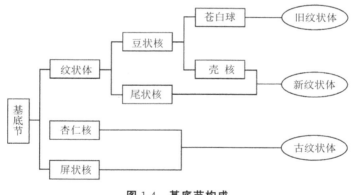

图 1-4　基底节构成

(二)损害表现及定位

基底节病变主要产生运动异常(动作增多或减少)和肌张力改变(增高或降低)。

1.新纹状体病变

新纹状体病变可出现肌张力减低-运动过多综合征,主要表现为舞蹈样动作、手足徐动症、偏身投掷运动等。舞蹈样动作见于壳核病变;手足徐动症见于尾状核病变;偏侧投掷运动见于丘脑底核病变。此综合征多见于风湿性舞蹈病、遗传性舞蹈病、肝豆状核变性或吩噻嗪类药物反应等。

2.旧纹状体及黑质病变

旧纹状体及黑质病变可出现肌张力增高-运动减少综合征,主要表现为肌张力增高、动作减少及缓慢和静止性震颤。多见于帕金森病。

四、间脑

间脑位于两侧大脑半球之间,是脑干与大脑半球连接的中继站。间脑前方以室间孔与视交叉上缘的连线为界,下方与中脑相连,两侧为内囊。左、右间脑之间的矢状窄隙为第3脑室。间脑分5部分,分别为丘脑、后丘脑、下丘脑、上丘脑和底丘脑(图1-5)。

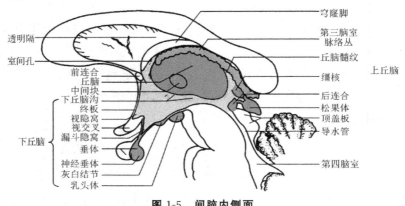

图1-5 间脑内侧面

(一)丘脑

1.解剖及生理功能

丘脑又称背侧丘脑,是间脑中最大的卵圆形灰质团块,对称分布于第三脑室两侧。丘脑前端为丘脑前结节,后端为丘脑枕,其内部灰质被薄层Y形白质纤维(内髓板)分隔为三大组核群(图1-6)。

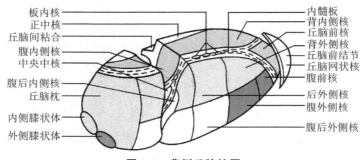

图1-6 背侧丘脑核团

(1)前核群:位于内髓板分叉部的前方,为边缘系统的中继站,与下丘脑、乳头体及扣带回联系,与内脏活动有关。

(2)内侧核群:位于内髓板内侧,包括背内侧核和腹内侧核。内侧核群与额叶皮质、海马、海马旁回和纹状体等均有联系,为躯体和内脏感觉的整合中枢,亦与记忆功能和情感调节有关。

(3)外侧核群:位于内髓板外侧,分为背侧核群和腹侧核群两部分。①背侧核群:包括背外侧核、后外侧核和枕核,主要对感觉、认知和记忆功能起复杂的调节作用。②腹侧核群:包括腹前核和腹外侧核(接受小脑齿状核、苍白球、黑质等的传入,与锥体外系的运动协调有关)、腹后外侧核(接受内侧丘系和脊髓丘脑束的纤维,并发出纤维形成丘脑中央辐射的大部)和腹后内侧核(接受三叉丘系及味觉纤维,所发出的纤维构成丘脑中央辐射的一部分)。

丘脑是各种感觉(嗅觉除外)传导的皮质下中枢和中继站,对运动系统、边缘系统、上行网状激活系统和大脑皮质的活动发生着重要影响。

2.损害表现及定位

丘脑病变可产生丘脑综合征,主要表现为对侧的感觉障碍和不自主运动,并可有情感与记忆障碍。

(1)偏身感觉障碍:丘脑损害导致的感觉障碍具有如下特点。①各种感觉皆发生障碍;②深感觉和精细触觉障碍重于浅感觉;③肢体及躯干的感觉障碍重于面部;④可有深感觉障碍所导致的共济失调;⑤感觉异常;⑥自发性疼痛(丘脑痛)。

(2)偏身不自主运动或共济失调:可出现意向性震颤、舞蹈样或手足徐动样动作,可因手指的指划运动而呈特殊姿势(丘脑手),为丘脑与红核、小脑、苍白球的联系纤维受损所致。

(3)情感障碍:表现为情绪不稳、强哭强笑,由丘脑与下丘脑及边缘系统的联系受损所致。

(4)智能障碍:可出现记忆障碍和智能损害,严重者导致痴呆,是由丘脑背内侧核群及海马-穹隆-乳头体环路受损所致。

(二)后丘脑

1.解剖及生理功能

后丘脑位于背侧丘脑的后下方,包括内侧膝状体和外侧膝状体。内侧膝状体接受来自下丘臂的传导听觉的纤维,发出纤维至颞叶的听觉中枢,参与听觉冲动的传导。外侧膝状体接受视束的传入纤维,发出纤维至枕叶的视觉中枢,与视觉有关。

2.损害表现及定位

(1)内侧膝状体损害使听觉传导路径受损,可出现耳鸣和听力下降,但程度相对较轻。

(2)外侧膝状体损害极为少见,一侧损害出现对侧视野同向偏盲,其中内侧部损害出现双眼下象限同向偏盲,外侧部损害出现双眼上象限同向偏盲。

(三)下丘脑

1.解剖及生理功能

下丘脑又称丘脑下部,位于丘脑下沟的下方,由第三脑室周围的灰质组成,含有视前核、视上核、室旁核、腹内侧核、背内侧核、灰结节核、乳头体核和后核。下丘脑体积很小,重量仅 4 g,占全脑重量的 1/300,但其纤维联系却广泛而复杂,与脑干、基底节、丘脑、边缘系统及大脑皮质之间有密切联系。下丘脑是调节内脏及内分泌活动的皮质下中枢,对体温、摄食、水盐平衡和内分泌活动进行调节,同时也参与情绪活动。

2.损害表现及定位

下丘脑损害可出现一系列十分复杂的症状和综合征。

(1)中枢性尿崩症:视上核、室旁核及其纤维束损害时,可导致抗利尿激素分泌不足,引起尿崩症,表现多饮烦渴、多尿、尿比重减低(一般低于 1.006)、尿渗透压低于 290 mmol/L。

(2)体温调节障碍:下丘脑前内侧区的散热中枢病变表现为中枢性高热,后外侧区的产热中枢病变则可表现为体温过低。

(3)摄食异常:下丘脑腹内侧核饱食中枢损害表现为食欲亢进、食量大增,往往导致过度肥胖,称下丘脑性肥胖;灰结节外侧区的摄食中枢损害,则表现为食欲缺乏、厌食,导致消瘦甚至呈恶病质。

(4)睡眠觉醒障碍:下丘脑视前区与睡眠有关,此区损害可出现失眠。下丘脑后区参与上行网状激活系统的功能,与醒觉有关,损害时可产生睡眠过度、嗜睡,累及中脑网状结构时可引起深睡或昏迷。

(5)生殖与性功能障碍:下丘脑腹内侧核是促性腺中枢,受损时导致促性腺激素释放不足,并影响脂肪代谢,出现肥胖性生殖无能症。腹内侧核前端为性行为抑制中枢,受损时可出现性早熟,常伴有智力低下。

(6)自主神经功能障碍:交感神经与副交感神经的高级中枢分别位于下丘脑的后区和前区,损害时可出现血压不稳、呼吸心率改变、出汗增多或减少、瞳孔改变、腺体分泌障碍等,严重时可导致胃和十二指肠溃疡和出血。

(四)上丘脑

上丘脑位于丘脑内侧,第三脑室顶部周围。主要结构有松果体、缰连合及后连合。上丘脑的病变常见于松果体肿瘤,由肿瘤压迫中脑四叠体可引起帕里诺综合征。

(五)底丘脑

底丘脑位于中脑被盖和背侧丘脑的过渡区域,外邻内囊,内含丘脑底核,接受苍白球和额叶运动前区的纤维,发出的纤维到苍白球、黑质、红核和中脑被盖,参与锥体外系的功能。一侧丘脑底核损害时可出现对侧以上肢为重的不自主舞蹈动作,表现为连续的不能控制的投掷运动,称偏身投掷。

五、脑干

(一)解剖及生理功能

脑干位于间脑与脊髓之间,包括中脑、脑桥和延髓。内部结构主要有神经核、上下行传导束和网状结构。

1.脑干神经核

中脑有第Ⅲ、Ⅳ对脑神经核;脑桥有第Ⅴ、Ⅵ、Ⅶ、Ⅷ对脑神经核;延髓有第Ⅸ、Ⅹ、Ⅺ、Ⅻ对脑神经核。除上述脑神经核外,延髓背侧还有传导深感觉的中继核(薄束核、楔束核),中脑还有与锥体外系有关的红核、黑质等。

2.脑干传导束

脑干传导束为脑干内的白质,分上行和下行传导束,包括深浅感觉传导束、锥体束、锥体外通路及内侧纵束等。

3.脑干网状结构

脑干中轴内呈弥散分布的胞体和纤维交错排列的"网状"区域,称为网状结构,其中细胞集中的地方称为网状核。在脑干网状结构中有许多神经调节中枢,如心血管运动中枢、血压反射中枢、呼吸中枢及呕吐中枢等,这些中枢在维持机体正常的生理活动中起着重要的作用。网状结构的一些核团参与意识清醒状态的维持,称为上行网状激活系统。

脑干是维持呼吸、循环等基本生命活动的"生命中枢",是除嗅觉和视觉外所有感觉信息传至中枢的必经之路,并将中枢的各种运动指令下传,因此在中枢神经系统中具有十分重要的生理功能。

(二)损害表现及定位

脑干病变大都出现交叉性瘫痪,即病灶侧脑神经周围性瘫痪及对侧肢体中枢性瘫痪。病变水平的高低可依受损害的脑神经而定,如第Ⅲ对脑神经麻痹则病灶在中脑;第Ⅴ、Ⅵ、Ⅶ、Ⅷ对脑神经麻痹则病灶在脑桥;第Ⅸ、Ⅹ、Ⅺ、Ⅻ对脑神经麻痹则病灶在延髓。

1.中脑

(1)大脑脚综合征:病变位于一侧中脑大脑脚脚底,累及动眼神经和锥体束,又称动眼神经交叉瘫。主要表现为:①病侧除外直肌和上斜肌外的所有眼肌麻痹,瞳孔散大(动眼神经麻痹);②对侧中枢性面舌瘫和上下肢瘫痪(锥体束损害)。多见于小脑幕裂孔疝。

(2)红核综合征:病变位于中脑被盖腹内侧部,侵犯了动眼神经、红核、黑质和内侧丘系,而锥体束未受影响。主要表现为:①病灶侧动眼神经麻痹;②对侧肢体震颤、强直(黑质损害)或舞蹈样动作、手足徐动及共济失调(红核损害);③对侧偏身深感觉和精细触觉障碍(内侧丘系损害)。

(3)帕里诺综合征:又称四叠体综合征,病变位于中脑上丘的眼球垂直运动中枢,主要表现为眼球垂直同向运动障碍,特别是向上的凝视麻痹,常见于松果体区肿瘤。

2.脑桥

(1)脑桥腹外侧综合征:病变位于脑桥腹外侧部。主要表现如下:①病灶侧周围性面神经麻痹(面神经核损害)及眼球不能外展(展神经麻痹);②对侧中枢性偏瘫(锥体束损害);③对侧偏身感觉障碍(内侧丘系和脊髓丘脑束损害)。多见于小脑下前动脉阻塞。

(2)脑桥腹内侧综合征:病变位于脑桥腹内侧部。主要表现如下:①病灶侧周围性面神经麻痹(面神经核损害)及眼球不能外展(展神经麻痹);②两眼向病灶对侧凝视(脑桥侧视觉中枢及内侧纵束损害);③对侧中枢性偏瘫(锥体束损害)。多见于脑桥旁正中动脉阻塞。

(3)脑桥被盖下部综合征:病变位于脑桥背外侧部。主要表现如下:①眩晕、恶心、呕吐、眼球震颤(前庭神经核损害);②病侧眼球不能外展(展神经损害);③病侧面肌麻痹(面神经核损害);④双眼病灶侧注视不能(脑桥侧视觉中枢及内侧纵束损害);⑤交叉性感觉障碍,即同侧面部痛、温觉缺失(三叉神经脊束损害),对侧偏身痛、温觉减退或丧失(脊髓丘脑侧束损害);⑥对侧偏身触觉、位置觉及振动觉减退或丧失(内侧丘系损害);⑦病侧何纳综合征(Horner征)(交感神经下行纤维损害）；⑧病侧偏身共济失调（小脑中脚、小脑下脚和脊髓小脑前束损害）。见于小脑上动脉或小脑下前动脉阻塞，又称小脑上动脉综合征。

（4）闭锁综合征：又称去传出状态，由双侧脑桥基底部病变所致。主要表现为：①双侧肢体中枢性瘫痪（双侧皮质脊髓束受损）；②双侧面舌瘫，构音、吞咽运动均障碍，不能转颈耸肩，眼球水平运动障碍，只能以眼球上下运动示意（支配三叉神经以下的皮质脑干束以及内侧纵束受损，仅动眼神经与滑车神经功能保留）；③意识保持清醒，语言理解无障碍（大脑半球和脑干被盖部网状激活系统无损害）。此征常被误认为昏迷，脑电图正常或轻度慢波有助于和真正的意识障碍相区别，主要见于基底动脉脑桥分支双侧闭塞。

3.延髓

（1）延髓背外侧综合征：病变位于延髓上段的背外侧区。主要表现为：①眩晕、恶心、呕吐及眼震（前庭神经核损害）；②吞咽困难、构音障碍、同侧软腭低垂及咽反射消失（疑核及舌咽、迷走神经损害）；③病灶侧共济失调（绳状体及脊髓小脑束、部分小脑半球损害）；④霍纳综合征（交感神经下行纤维损害）；⑤交叉性感觉障碍，即同侧面部痛、温觉减退或缺失（三叉神经脊束及脊束核损害），对侧躯体痛、温觉减退或缺失（脊髓丘脑侧束损害）。常见于小脑后下动脉、椎-基底动脉或外侧延髓动脉缺血性损害。

（2）延髓旁正中综合征：又称延髓内侧综合征，病变位于延髓腹侧。主要表现为：①病灶侧舌肌瘫痪及肌肉萎缩（舌下神经损害）；②对侧肢体中枢性瘫痪（锥体束损害）；③对侧上下肢触觉、位置觉、振动觉减退或丧失（内侧丘系损害）。可见于椎动脉及其分支或基底动脉后部血管阻塞。

六、小脑

（一）解剖及生理功能

小脑（图 1-7）位于颅后窝，小脑幕下方，脑桥及延髓的背侧。上方借小脑幕（天幕）与枕叶隔开，下方为小脑延髓池，腹侧为脑桥和延髓，其间为第四脑室。以小脑下脚（绳状体）、中脚（脑桥臂）、上脚（结合臂）分别与延髓、脑桥及中脑相连。

1.小脑的结构

小脑的中央为小脑蚓部，两侧膨大部分为小脑半球，小脑半球下面近枕骨大孔的膨出部分称小脑扁桃体。根据小脑表面的沟和裂，小脑分为三个主叶，即绒球小结叶、前叶和后叶。绒球小结叶为原小脑，又称前庭小脑，主要与前庭神经和前庭神经核联系;小脑蚓部和小脑半球的中间部共同组成旧小脑,又称脊髓小脑,主要接受来自脊髓的信息;小脑体的外侧部为新小脑,又称为大脑小脑,接受大脑皮质经由脑桥核传达的信息。小脑表面覆以薄层灰质称小脑皮质,由分子层、普肯野细胞层和颗粒层三层组成。皮质深部的白质为小脑髓质,内有四对小脑核,由内向外依次为顶核、球状核、栓状核和齿状核。

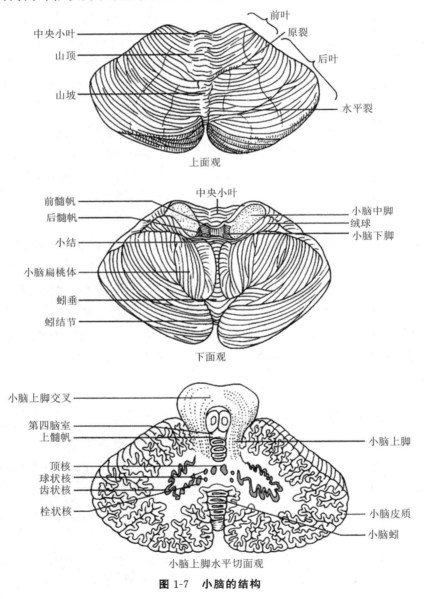

图 1-7 小脑的结构

2.小脑的纤维联系

小脑系统的纤维联系分为传入和传出两组。

（1）传入纤维：小脑的传入纤维来自大脑皮质、脑干（前庭核、网状结构及下橄榄核等）和脊髓，组成了脊髓小脑束、前庭小脑束、脑桥小脑束和橄榄小脑束等。所有传入小脑的冲动均通过小脑的 3 个脚而进入小脑，终止于小脑皮质和深部核团。

（2）传出纤维：小脑的传出纤维发自小脑深部核团（主要是齿状核、顶核），经过小脑上脚（结合臂）离开小脑，再经过中间神经元（前庭外侧核、红核、脑干的网状核和丘脑核团）而到达脑干的脑神经核及脊髓前角细胞。

3.小脑的功能

小脑主要维持躯体平衡，控制姿势和步态，调节肌张力和协调随意运动的准确性。小脑的传出纤维在传导过程中交叉两次，因此对躯体活动发挥同侧协调作用。小脑半球协调四肢的随意运动，其上半部分控制上肢，下半部分控制下肢，蚓部则维持躯干的平衡。

（二）损害表现及定位

小脑病变主要表现为共济失调，但不同部位损害产生的症状也不尽相同。

1.小脑蚓部损害

出现躯干共济失调，即轴性平衡障碍。表现为躯干不能保持直立姿势，站立不稳、向前或向后倾倒，行走时两脚分开、蹒跚不稳。但肢体共济失调及眼震很轻或不明显，肌张力通常正常，言语障碍通常不明显。多见于儿童小脑蚓部的髓母细胞瘤等。

2.小脑半球损害

一侧小脑半球病变时表现为同侧肢体共济失调，上肢比下肢重，远端比近端重，精细动作比粗大动作影响明显，常有水平性也可为旋转性眼球震颤，眼球向病灶侧侧视时震颤更加明显，常出现小脑性语言。多见于小脑脓肿、肿瘤、脑血管病、遗传变性疾病等。

3.小脑慢性弥漫性变性

蚓部和小脑半球虽同样受损，但临床上多只表现躯干和言语的共济失调，四肢共济失调不明显，这是由于新小脑的代偿作用所致。急性病变则缺少这种代偿作用，故可出现明显的四肢共济失调。

七、脊髓

(一)解剖及生理功能

脊髓呈微扁圆柱体,位于椎管内,为脑干向下延伸部分,全长为 42～45 cm,上端在枕骨大孔水平与延髓相连,下端至 L_1 下缘。全长粗细不等,有颈膨大和腰膨大,末端变细形成脊髓圆锥,圆锥尖端伸出终丝,终止于 S_1 的骨膜。脊髓的表面有 6 条纵行的沟裂:①前正中裂,脊髓前动脉位于此裂;②后正中沟;③后外侧沟,左右各一,脊神经后根由此进入脊髓;④前外侧沟,左右各一,脊神经前根由此离开脊髓。脊髓由外至内由硬脊膜、蛛网膜和软脊膜三层结缔组织包围,软脊膜和蛛网膜之间是蛛网膜下腔,其间充满脑脊液。

1.脊髓的内部结构

脊髓由灰质和白质组成。在横断面上灰质呈 H 形,居于脊髓中央,其中心有中央管;白质含有上下行传导束,包绕在灰质的外周(图 1-8)。灰质可分为前部的前角、后部的后角、前后角之间的中间带,向外伸出的侧角。此外,还包括中央管前后的灰质前联合和灰质后联合。前角主要含前角内侧核和前角外侧核,参与躯干和四肢的运动支配;后角含有后角边缘核、胶状质和后角固有核,参与感觉信息的分析和加工;C_8～L_2 侧角含有中间外侧核,是脊髓交感神经中枢;$S_{2\sim4}$ 侧角含有骶副交感核,为脊髓副交感神经中枢。灰质内含有各种不同大小、形态和功能的神经细胞,是脊髓接受和发出冲动的关键结构。脊髓的白质借前正中裂、前外侧沟、后外侧沟和后正中沟分为前索、外侧索和后索。灰质前联合前方的白质为白质前联合。灰质后角基底部的灰白质相间的部分为网状结构。脊髓白质内含有很多纤维束,上行纤维束将不同的感觉信息上传到脑,下行纤维束从脑的不同部位将神经冲动下传到脊髓。

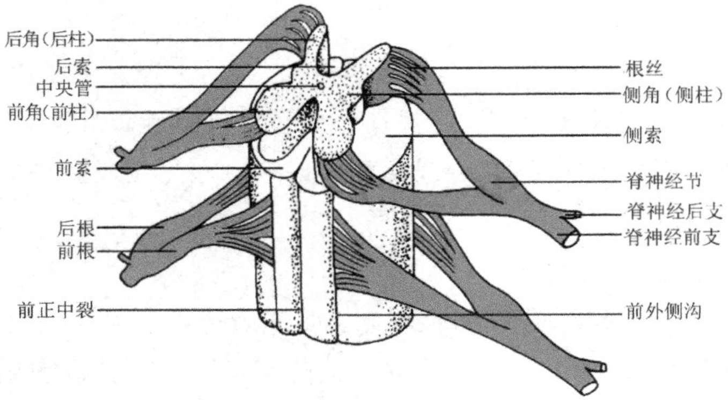
后角(后柱)
后索
中央管
前角(前柱)
前索
后根
前根
前正中裂
根丝
侧角(侧柱)
侧索
脊神经节
脊神经后支
脊神经前支
前外侧沟

图 1-8 脊髓结构示意图

2.脊髓的节段及与脊柱的关系

脊髓共发出 31 对脊神经,包括颈段 8 对,胸段 12 对,腰段 5 对,骶段 5 对,尾神经 1 对,因此脊髓也相应分为 31 个节段。人类出生时脊髓下端平第 L_3,随年龄增长,由于脊髓的生长速度低于脊柱,结果使脊髓节段的位置逐渐高于相应的椎骨,脊髓下端相对上移,至成人已达 L_1 下缘水平。因此,脊髓各节段的位置比相应的脊椎为高。颈髓节段较颈椎高 1 节椎骨,上中胸髓节段较相应胸椎高 2 节椎骨,下胸髓则高 3 节椎骨。腰髓相当于 $T_{10\sim12}$ 水平,骶髓和尾髓相当于 T_{12} 和 L_1,以此可由影像学所示的脊椎位置来推断病变脊髓的水平。由于脊髓和脊柱的长度不同,而神经根均由相应的椎间孔离开椎管,故越位于下位脊髓节段的神经根越向下倾斜,腰骶段神经根几乎垂直下降形成马尾,由 L_2 至尾节共 10 对神经根组成。

3.脊髓的纤维及联系

脊髓的纤维束可分为上行和下行纤维束,参与各种冲动的传导。

(1)上行纤维束又称感觉传导束,将躯干和四肢的痛温觉、精细触觉和深感觉传至大脑皮质感觉中枢进行加工和整合。①薄束和楔束:传导深感觉和精细触觉至薄束核和楔束核;②脊髓丘脑前束和脊髓丘脑侧束:传导痛觉和温度觉至丘脑腹后外侧核;③脊髓小脑前束和脊髓小脑后束:传导下肢和躯干下部的深感觉至小脑皮质。

(2)下行纤维束又称运动传导束,将大脑皮质运动区、红核、前庭核、脑干网状结构及上丘的冲动传至脊髓前角或侧角细胞,继而支配躯干肌和四肢肌,参与锥体束和锥体外系的形成,与肌肉的随意运动、姿势和平衡有关。①皮质脊髓束:将大脑皮质运动区的冲动传至脊髓前角的运动神经元,支配躯干和肢体的运动;②红核脊髓束:将红核发出的冲动传至上颈髓的前角细胞,对支配屈肌的运动神经元有较强的兴奋作用,协调肢体运动;③前庭脊髓束:主要兴奋躯干和肢体的伸肌,以调节身体平衡;④网状脊髓束:主要参与躯干和肢体近端肌肉运动的控制;⑤顶盖脊髓束:兴奋对侧颈肌及抑制同侧颈肌活动,是头颈反射及视听反射的结构基础;⑥内侧纵束:协同眼球的运动和头颈部的运动,是眼震和头眼反射的结构基础。

4.脊髓的功能

脊髓发出 31 对脊神经分布到四肢和躯干,同时也是神经系统的初级反射中枢,正常的脊髓活动是在大脑的控制下完成的。脊髓的功能主要表现在两方面:其一为传导功能,其二为反射功能。脊髓中大量的神经细胞是各种感觉及运动的中继站,上、下行传导束也在各种感觉及运动冲动的传导中起重要作用。此外,脊髓的独特功能为脊髓反射,可分为躯体反射和内脏反射。前者的效应器为骨骼肌,指骨骼肌的反射活动,如牵张反射、屈曲反射和浅反射等;后者的效应器为内脏,如心血管、胃肠道、支气管平滑肌、膀胱与输尿管以及腺体等。内脏反射包括躯体内脏反射(如眼心反射)、内脏反射(如内脏病变引起一定区域的皮肤发红、出汗等自主神经症状)和内脏躯体反射(如心绞痛引起的左肩背部的牵涉痛、急腹症时可引起腹肌的强烈收缩)。

(二)损害表现及定位

脊髓是中枢神经的低级部分,为四肢和躯干的初级反射中枢,在结构上保持着节段性,其损伤的症状也随受损的节段、部位和程度而异。

1.脊髓横贯性损害

脊髓横贯性损害多见于急性脊髓炎及脊髓压迫症。主要症状为受损平面以下各种感觉缺失,上运动神经元瘫痪及括约肌功能障碍等。急性期往往出现脊髓休克症状,包括损害平面以下弛缓性瘫痪,肌张力减低,腱反射减弱,病理反射阴性及尿潴留,一般持续 2 周后转变为受损平面以下中枢性瘫痪。脊髓主要节段横贯性损害的临床表现如下。

(1)高颈髓($C_{1\sim4}$):出现损害平面以下各种感觉缺失,四肢呈中枢性瘫痪,括约肌障碍,四肢和躯干多无汗。常伴有枕部疼痛及头部活动受限。$C_{3\sim5}$ 节段受损将出现膈肌瘫痪,腹式呼吸减弱或消失。此外,如三叉神经脊束核受损,则出现同侧面部外侧痛、温度觉丧失。如副神核经受累则可见同侧胸锁乳突肌及斜方肌无力和萎缩。如病变由枕骨大孔波及颅后凹,可引起延髓及小脑症状,如吞咽困难、饮水呛咳、共济失调、眼球震颤,甚至呼吸循环衰竭而死亡。

(2)颈膨大($C_5\sim T_2$):两上肢呈周围性瘫痪,两下肢呈中枢性瘫痪。病灶平面以下各种感觉缺失,可有向肩及上肢放射的神经根痛,排尿困难。$C_8\sim T_1$ 节段侧角细胞受损产生 Horner 征。上肢腱反射的改变有助于受损节段的定位,如肱二头肌反射减弱或消失而肱三头肌反射亢进,提示病损在 C_5 或 C_6,肱二头肌反射正常而肱三头肌反射减弱或消失,提示病损在 C_7。

(3)胸髓($T_{3\sim12}$):$T_{4\sim5}$ 水平是血供较差而最易发病的部位。损害时,该平面以下各种感觉缺失,双下肢呈中枢性瘫痪(截瘫)及括约肌障碍,受损节段常伴有束带感,如病变位于 $T_{10\sim11}$ 时,可导致腹直肌下半部无力,当患者于仰卧位用力抬头时,可见脐孔被腹直肌上半部牵拉而向上移动,称比弗征。如发现上($T_{7\sim8}$)、中($T_{9\sim10}$)和下($T_{11\sim12}$)腹壁反射局部消失,亦有助于各节段的定位。

(4)腰膨大($L_{1\sim2}$)：受损时出现双下肢周围性瘫痪(损伤支配下肢的前角细胞所致)，双下肢及会阴部位各种感觉缺失，括约肌障碍。腰膨大上段受损时，神经根痛位于腹股沟区或在下背部，下段受损时表现为坐骨神经痛。如损害平面在$L_{2\sim4}$，膝反射常消失；如病变在$S_{1\sim2}$，踝反射常消失；如$S_{1\sim3}$受损则出现勃起功能障碍。

(5)脊髓圆锥($S_{3\sim5}$和尾节)：支配下肢运动的神经来自腰膨大，故脊髓圆锥损害无双下肢瘫痪，也无锥体束征。肛门周围和会阴部感觉缺失，呈鞍状分布。髓内病变可出现分离性感觉障碍，肛门反射消失和性功能障碍。脊髓圆锥为括约肌功能的副交感中枢，因此，圆锥病变可出现真性尿失禁，见于外伤和肿瘤。

(6)马尾神经根：马尾和脊髓圆锥病变的临床表现相似，但马尾损害时症状和体征可为单侧或不对称；根性疼痛和感觉障碍位于会阴部、股部和小腿，下肢可有周围性瘫，括约肌障碍常不明显。见于外伤性腰椎间盘脱出(L_1、L_2以下)和马尾肿瘤。

2.脊髓半侧损害

脊髓半侧损害多见于脊髓外伤和髓外肿瘤的早期。主要表现为脊髓病变平面以下同侧肢体中枢性瘫痪、深感觉障碍，对侧痛温觉障碍，称为布朗-塞卡尔综合征或脊髓半切综合征。

3.脊髓束性损害

脊髓束性损害以侵犯脊髓内个别传导束为特点，病理改变多数为退行性变，如脊髓痨(后索)、脊髓亚急性联合变性(后索和锥体束)、肌萎缩性侧索硬化(前角细胞和锥体束)、脊髓型遗传性共济失调(后索、脊髓小脑束、锥体束)、脊髓空洞症等。以上疾病随有关传导束的损害，引起受损平面以下的深感觉障碍、中枢性瘫痪和小脑性共济失调。脊髓痨还可有根式分布的疼痛和感觉异常，脊髓亚急性联合变性可伴有四肢远端分布的多发性神经病症状，肌萎缩性侧索硬化还有节段性周围性瘫痪，脊髓空洞症可引起节段性分离性痛、温觉缺失。

4.脊髓节段性损害

此指脊髓灰质中的前角、后角、白质前联合及侧角等部的损害，主要引起节段性(根性)分布的运动或感觉障碍。前角症状见本章运动系统一节，后角和前联合症状见本章感觉系统一节。侧角损害发生相应节段的自主神经功能障碍，引起血管运动、发汗、竖毛反应障碍及皮肤指甲的营养改变等，C_8、T_1节段的侧角损害可出现同侧 Horner 征，见于脊髓空洞症等。

第二节 周 围 神 经

　　周围神经系统是指位于脊髓和脑干的软脑膜外的所有神经结构,即除嗅、视神经以外的所有脑神经和脊神经根与它们的神经节、神经干、神经丛和末梢分支及周围自主神经系统。其中与脑相连的部分为脑神经;与脊髓相连的为脊神经;分布于体表、骨、关节和骨骼肌的为躯体神经;分布于内脏、心血管、平滑肌和腺体的为内脏神经。每条神经包含数条神经纤维,如感觉纤维、运动纤维、交感纤维和副交感纤维,外面由结缔组织、血管及淋巴管包绕组成。嗅、视神经是大脑的直接延伸,属于中枢神经系统。

　　在脑神经、脊神经和内脏神经中,各自都含有感觉和运动成分。①感觉传入神经:由脊神经后根、后根神经节和脑神经的神经节构成,将皮肤、关节、肌腱和内脏神经冲动由感受器传向中枢神经系统。②运动传出神经:由脊髓前角和侧角发出的脊神经前根和脑干运动核发出的脑神经构成,将神经冲动由中枢神经系统传出到周围的效应器。由于内脏神经的传出部分专门支配不直接受人主观意志控制的平滑肌、心肌和腺体的运动,故又将内脏运动神经称为自主神经。自主神经又根据形态和功能分为交感神经和副交感神经两部分。本节主要叙述脊神经和自主神经。

一、脊神经

(一)解剖及生理功能

　　与脊髓相连的周围神经即脊神经,每对脊神经借前根和后根连于一个脊髓节段。一般前根属运动纤维,后根属感觉纤维,因此,脊神经为混合性的,一般含有躯体感觉纤维、躯体运动纤维、内脏感觉纤维和内脏运动纤维 4 种成分。31 对脊神经可分为 5 部分:8 对颈神经,12 对胸神经,5 对腰神经,5 对骶神经和1 对尾神经。脊神经干很短,在出椎间孔后立即分为前支、后支、脊膜支和交通支。前支分别交织成丛,即颈丛、臂丛、腰丛和骶丛,由各丛再发出分支重新组合及分配,组成周围神经分布到躯干前外侧和四肢的肌肉和皮肤,支配肌肉运动和传导皮肤感觉;后支分成肌支和皮支,肌支分布于项、背和腰骶部深层肌,支配肌肉运动,皮支分布于枕、项、背、腰、骶及臀部皮肤,传导皮肤感觉;脊膜支经椎间孔返回椎管,分布于脊髓被膜、骨膜、韧带和椎间盘等处,传导一般感觉和支配内脏运动;交通支为连于脊神经与交感干之间的细支。

脊神经在皮肤的分布有明显的节段性和重叠性。了解脊神经皮肤分布的规律,对临床上判断损伤的定位具有重要的应用价值。

(二)损害表现及定位

周围神经损伤的临床表现是受损神经支配区内的感觉、运动和/或自主神经功能异常。其部位及范围随受损神经的分布而异,但有其共同的特性。

1.感觉障碍

脊神经病变可出现相应分布区内的感觉障碍。后根损害为节段性感觉障碍,常有剧烈疼痛;神经丛损害为分布区的感觉障碍,常伴有疼痛、下运动神经元瘫痪和自主神经功能障碍;神经干损害为神经干支配区的感觉障碍;神经末梢损害为四肢远端对称分布的手套-袜套样感觉障碍,常伴有运动和自主神经功能障碍。

2.运动障碍

脊神经病变可出现分布区内的运动障碍。前根损害出现所支配节段的下运动神经元瘫痪,不伴有感觉障碍;神经丛损害为支配区内的运动、感觉、自主神经功能障碍;神经末梢损害为四肢远端对称性下运动神经元瘫,肌力弱、肌张力低,可有肌萎缩。如累及与呼吸肌有关的脊神经根,可出现呼吸肌麻痹症状,引起呼吸困难。

3.反射变化

反射变化可出现浅反射及深反射减弱或消失。腱反射丧失为周围神经病的早期表现,尤以踝反射丧失为最常见。在主要损伤小纤维的周围神经病可至后期才丧失。

4.自主神经障碍

自主神经障碍可出现多汗或无汗,皮肤温度降低,苍白或发绀,水肿,皮下组织萎缩,角化过度,色素沉着,皮肤溃疡,毛发脱落,指甲光泽消失、变脆、突起增厚及关节肿大。其他可有性功能障碍、膀胱直肠功能障碍、直立性低血压及泪腺分泌减少等。自主神经症状在病程较长或慢性多发性周围神经病中较为常见,如遗传性神经病或糖尿病性神经病。

5.其他

(1)动作性震颤:也称意向性震颤,是指出现于随意运动时的震颤,可见于某些多发性神经病。

(2)周围神经肿大:见于麻风、神经纤维瘤、施万细胞瘤、遗传性及慢性脱髓鞘性神经病。

(3)畸形:慢性周围性神经病若发生在生长发育停止前可致手足和脊柱畸形,出现马蹄足、爪形手和脊柱侧弯等。

(4)营养障碍:由于失用、血供障碍和感觉丧失,皮肤、指(趾)甲、皮下组织可发生营养性改变,以远端为明显,加之肢体远端痛觉丧失而易灼伤,可造成手指或足趾无痛性缺失或溃疡,常见于遗传性感觉性神经病。

二、自主神经系统

(一)解剖及生理功能

自主神经系统支配内脏器官(消化道、心血管、呼吸道及膀胱等)及内分泌腺、汗腺的分泌,并参与调节葡萄糖、脂肪、水和电解质代谢,以及体温、睡眠和血压的调节等。自主神经系统由交感神经和副交感神经两大系统组成,两者在大脑皮质的调节下通过下丘脑、脑干及脊髓各节段既拮抗又协调地共同调节器官的生理活动,所有调节活动均在无意识控制下进行。

1.交感神经系统

交感神经节前纤维起始于 $C_8 \sim L_2$ 脊髓侧角神经元,经脊神经前根和白交通支达脊髓旁交感神经干的椎旁神经节和腹腔神经节并换神经元。节后纤维随脊神经分布到汗腺、血管、平滑肌,而大部分节后纤维随神经丛分布到内脏器官。交感神经兴奋引起机体消耗增加、器官功能活动增强。

2.副交感神经系统

节前纤维起自脑干副交感神经核团和 $S_{2\sim4}$ 脊髓侧角核团,发出纤维在其支配的脏器附近或在脏器内神经节换神经元。节后纤维支配瞳孔括约肌、睫状肌、颌下腺、舌下腺、泪腺、鼻腔黏膜、腮腺、心脏、气管、支气管、肝、胰、脾、肾和胃肠等。副交感神经兴奋可抑制机体耗损、增加储能,与交感神经作用互相拮抗。

在大脑皮质影响下的自主神经功能调节有助于维持机体功能的平衡性、完整性和协调性,使机体适应内外环境的变化。自主神经的功能是通过神经末梢释放的神经递质来完成的,可分为胆碱能神经和肾上腺素能神经。前者包括交感神经及副交感神经节前纤维、副交感神经节后纤维,以及支配血管、汗腺和子宫的交感神经节后纤维;后者包括支配心脏、肠道、血管收缩的交感神经节后纤维。内脏器官均受交感神经和副交感神经双重支配,两者既相互拮抗又相互协调,任一系统功能亢进或不足都可引起机体功能失调。

(二)损害表现及定位

自主神经功能紊乱也称自主神经功能紊乱,主要表现为交感神经功能亢进和副交感神经功能亢进两大综合征。

1.交感神经功能亢进

交感神经功能亢进表现为瞳孔散大、眼裂增宽、眼球突出、心率加快、内脏和皮肤血管收缩、血压升高、呼吸加快、支气管平滑肌放松、支气管扩张、胃肠道蠕动分泌功能抑制、血糖升高、凝血时间缩短、肝脾收缩及周围血容量增加等。

2.副交感神经功能亢进

副交感神经功能亢进表现为瞳孔缩小、唾液分泌增加、心率减慢、血管扩张、血压降低、胃肠蠕动和消化腺分泌增加、肝糖原储存增加、膀胱与直肠收缩等。

第三节　运 动 系 统

本节运动一词是指骨骼肌的活动,包括随意运动、不随意运动和共济运动。运动系统由下运动神经元、上运动神经元(锥体系统)、锥体外系和小脑系统组成。人类要完成精细而协调的复杂运动,需要整个运动系统的互相配合、互相协调,中间任何部分的损害均可引起运动障碍。

一、解剖及生理功能

(一)上运动神经元(锥体系统)

上运动神经元包括额叶中央前回运动区的大锥体细胞及其轴突组成的皮质脊髓束和皮质脑干束。上运动神经元发源于额叶中央前回运动区大锥体细胞,其轴突形成锥体束,即皮质脊髓束和皮质脑干束,经放射冠分别通过内囊后肢和膝部下行,皮质脊髓束经中脑大脑脚中 3/5 脑桥基底部,在延髓锥体交叉处大部分纤维交叉至对侧,形成皮质脊髓侧束下行,终止于脊髓前角;小部分纤维不交叉形成皮质脊髓前束,在下行过程中陆续交叉,止于对侧脊髓前角;仅有少数始终不交叉直接下行,陆续止于同侧前角。皮质脑干束在脑干各个脑神经核的平面上交叉至对侧,分别终止于各个脑神经运动核。需要注意的是:除面神经的下部及舌下神经核受对侧皮质脑干束支配外,其余的脑干运动神经核均受双侧皮质脑干束支配。另外,在大脑皮质运动区即 Brodmann 第四区,身体各部分均有相应的代表位置,其排列犹如"倒人形"投影,呈手足倒置关系。上运动神经元的功能是发放和传送随意运动冲动至下运动神经元,并控制和支配其活动。上运动神经元损伤后可产生中枢性(痉挛性)瘫痪。

(二)下运动神经元

下运动神经元包括脊髓前角细胞、脑神经运动核及其发出的神经轴突。下运动神经元是接受锥体系统、锥体外系和小脑系统各方面来的冲动的最后通路,其功能是将这些冲动组合起来,通过前根、神经丛(颈丛 $C_{1\sim4}$、臂丛 $C_5 \sim T_1$、腰丛 $L_{1\sim4}$、骶丛 $L_5 \sim S_4$)、周围神经传递至运动终板,引起肌肉的收缩。每一个前角细胞支配 $50\sim200$ 根肌纤维,每个运动神经元及其所支配的一组肌纤维称为一个运动单位。下运动神经元损伤后可产生周围性(弛缓性)瘫痪。

(三)锥体外系

锥体外系指锥体系以外与运动调节有关的结构及下行通路。不同于低级脊椎动物,哺乳类动物由于大脑皮质的发育和主管骨骼肌随意运动的锥体系的形成,锥体外系退居于辅助地位。其结构复杂,解剖及生理功能尚不完全明了,纤维联系广泛,涉及大脑皮质、纹状体、丘脑、丘脑底核、中脑顶盖、红核、黑质、桥核、前庭核、小脑、脑干等脑内许多结构及它们的联络纤维,共同组成多条复杂的神经环路,如:①皮质-新纹状体-苍白球-丘脑-皮质环路;②皮质-脑桥-小脑-皮质环路;③皮质-脑桥-小脑-丘脑-皮质环路;④新纹状体-黑质-新纹状体环路;⑤小脑齿状核-丘脑-皮质-脑桥-小脑齿状核;⑥小脑齿状核-丘脑-皮质-脑桥-小脑齿状核环路等。

狭义的锥体外系主要指纹状体系统,包括纹状体、红核、黑质及丘脑底核,总称为基底节。纹状体包括尾状核及豆状核,后者又分为壳核和苍白球。尾状核和壳核因组织结构相同,在发生学上较新,故合称为新纹状体;苍白球在发生学上较古老,故称为旧纹状体。大脑皮质(主要是额叶)发出的纤维,直接或通过丘脑间接地止于新纹状体,由此发出的纤维止于苍白球,苍白球发出的纤维分别止于红核、黑质、丘脑底核和网状结构等处。由红核发出的纤维组成红核脊髓束，由网状结构发出的纤维组成网状脊髓束，均止于脊髓前角运动细胞，调节骨骼肌的随意运动。

锥体外系的主要功能是：调节肌张力，协调肌肉运动；维持和调整体态姿势；担负半自动的刻板动作及反射性的运动，如走路时两臂摇摆等联带动作、表情运动、防御反应、饮食动作等。

锥体外系损伤后主要出现肌张力变化和不自主运动两大类症状：苍白球和黑质病变多表现运动减少和肌张力增高，如帕金森病；尾状核和壳核病变多表现运动增多和肌张力减低，如舞蹈病；丘脑底核病变可发生偏侧投掷运动。

（四）小脑系统

小脑是由中间的蚓部和两个半球组成的。蚓部是躯干代表区，半球是肢体代表区。小脑并不发出运动冲动，而是通过传入纤维和传出纤维与脊髓、前庭、脑干、基底节及大脑皮质等部位联系，对运动神经元进行调节。所有来自大脑皮质、脑干（前庭核、网状结构、下橄榄核）和脊髓的传入纤维都经过小脑下脚、中脚、上脚终止于小脑皮质及小脑蚓部（本体感觉冲动）。小脑的传出纤维主要发自小脑深部核团（主要是齿状核），经小脑上脚（结合臂）在到达红核前先交叉（称被盖背交叉），然后终止于对侧中脑红核，换元后发出纤维再经被盖前交叉下行为红核脊髓束至脊髓前角细胞，由于小脑至前角的纤维经过两次交叉，故小脑半球与身体是同侧支配关系。由顶核中继后的纤维终止于前庭核及网状结构，发出纤维组成前庭脊髓束和网状脊髓束直接或间接作用于脊髓前角细胞。

小脑的主要功能是维持躯体平衡、调节肌张力及协调随意运动。小脑受损后主要出现共济失调与平衡障碍两大类症状。

二、损害表现及定位

（一）瘫痪

瘫痪是指肌力（骨骼肌的收缩能力）的减弱或丧失。瘫痪由运动神经元（上运动神经元和下运动神经元）损害引起。由于病变的程度和部位不同，其瘫痪程度、性质和形式各异。

1.按瘫痪的性质分类

分为上运动神经元瘫痪和下运动神经元瘫痪。

（1）下运动神经元瘫痪：亦称弛缓性瘫痪或周围性瘫痪。其特点为肌张力降低，腱反射减弱或消失，肌肉萎缩，无病理反射。

下运动神经元各部位病变时瘫痪的特点如下。①脊髓前角细胞病变，表现为节段性、弛缓性瘫痪而无感觉障碍。急性起病多见于脊髓前角灰质炎，缓慢起病多见于运动神经元病、脊髓空洞症等，常伴肌束颤动和肌萎缩。②前根损伤时，损伤节段呈弛缓性瘫痪，亦无感觉障碍，见于髓外肿瘤的压迫。③神经丛因含有运动纤维和感觉纤维，病变时常累及一个肢体的多数周围神经，引起弛缓性瘫痪、感觉及自主神经功能障碍，可伴有疼痛。④周围神经损伤时，该神经支配区的肌肉出现弛缓性瘫痪，同时伴有感觉及自主神经功能障碍或伴有疼痛。

（2）上运动神经元瘫痪：亦称痉挛性瘫痪或中枢性瘫痪。其特点为肌张力增高，腱反射亢进，出现病理反射，无肌肉萎缩，但病程长者可出现失用性肌肉萎缩。在急性严重病变时（如脊髓休克），由于断联休克作用，瘫痪开始是迟缓的，无病理反射，但休克期过后即逐渐转为痉挛性瘫痪。

各病变部位瘫痪的特点如下。①皮质型：因皮质运动区呈一条长带，故局限性病变时可出现一个肢体的中枢性瘫痪；②内囊型：内囊是感觉、运动、视觉传导束的集中地，完全损伤时出现"三偏"综合征，即偏瘫、偏身感觉障碍和偏盲；③脑干型：呈交叉性瘫痪，即病变侧脑神经麻痹及对侧肢体中枢性瘫痪；④脊髓型：脊髓横贯性损害时，因双侧锥体束受损而出现双侧肢体的瘫痪，如截瘫或四肢瘫。

上、下运动神经元瘫痪的鉴别见表1-1。

表 1-1　上、下运动神经元瘫痪的鉴别

特征	上运动神经元瘫痪	下运动神经元瘫痪
瘫痪分布	范围广泛（单瘫偏瘫、截瘫）	范围局限（肌群为主）
肌张力	增高（折刀样），呈痉挛性瘫痪	降低，呈弛缓性瘫痪
腱反射	增强	减弱或消失
病理反射	有	无
肌萎缩	不明显（长期可失用性萎缩）	明显
肌束性颤动	无	可有
肌电图	神经传导正常，无失神经电位	神经传导异常，有失神经电位

2.按瘫痪的形式分类

分为单瘫、偏瘫、截瘫、四肢瘫及交叉瘫等（图1-9）。

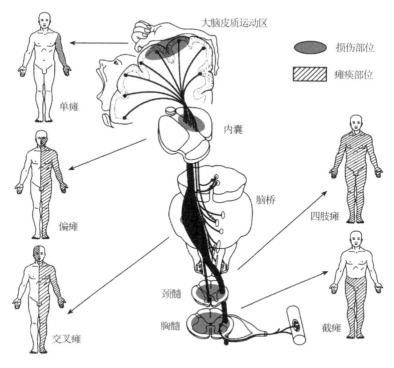

图 1-9　锥体束不同部位损伤的瘫痪形式

（1）单瘫：一个肢体的瘫痪称单瘫。病变可位于大脑皮质运动区、周围神经或脊髓前角。

（2）偏瘫：一侧上、下肢体瘫痪称偏瘫，常伴有同侧中枢性面瘫和舌瘫。病变多在对侧大脑半球内囊附近。

（3）截瘫：双下肢瘫称截瘫，常伴有传导束型感觉障碍和排尿、排便障碍。多由脊髓的胸腰段病变引起，如病变在胸段呈痉挛性截瘫，病变在腰段呈弛缓性截瘫。

（4）四肢瘫：四肢均瘫痪称四肢瘫。可见于双侧大脑、脑干病变、颈髓病变及多发性周围神经病变。双侧大脑及脑干病变时，除四肢瘫外还可伴有语言、意识障碍及延髓麻痹等；高位颈髓病变时，表现为痉挛性四肢瘫，伴有传导束型感觉障碍及尿便障碍；颈膨大病变时，表现为双上肢弛缓性瘫痪，双下肢痉挛性瘫痪，伴有传导束型感觉障碍及尿便障碍；多发性周围神经病变时，表现为弛缓性四肢瘫，常伴有手套、袜套型感觉障碍。

（5）交叉瘫：一侧脑神经麻痹和对侧肢体瘫痪称交叉瘫。由脑干损害引起。

(二)肌萎缩

肌萎缩是指横纹肌体积较正常缩小,肌纤维变细甚至消失。常见于下运动神经元病变和肌肉病变。下运动神经元损害时可表现为明显而严重的肌萎缩,可伴有肌束震颤。上运动神经元损害时,由于患肢长期不动,可发生程度相对较轻的失用性肌萎缩。

(三)肌张力改变

肌张力是指安静情况下肌肉的紧张度。正常肌肉均具有一定的张力,做肢体被动运动时,可感到这种张力的存在。肌张力改变通常有如下两种。

1.肌张力减低

肌张力减低表现为肌肉松弛,被动运动阻力小,关节运动范围大。常见于下运动神经元病变,如多发性神经炎、脊髓灰质炎,亦可见于小脑病变及后索病变。

2.肌张力增高

肌张力增高表现为肌肉变硬,肢体被动运动时阻力增高。肌张力增高有以下几种情况。

(1)锥体束损害,呈折刀样肌张力增高。以上肢屈肌、下肢伸肌肌张力增高明显,如拉开屈曲的肘部时,开始时抵抗力较强,到一定角度时突然降低。

(2)锥体外系损害,呈铅管样或齿轮样肌张力增高。表现为屈肌张力、伸肌张力均增高,被动屈伸肘部时,若不伴有震颤,则各方向阻力是一致的,故称为铅管样肌张力增高;若伴有震颤,则有类似扳动齿轮样的顿挫感,故称为齿轮样肌张力增高。最多见于帕金森病。

3.局限性肌张力障碍

如痉挛性斜颈、眼睑痉挛和书写痉挛等。

(四)不自主运动

不自主运动是不受主观意志支配的、无目的的异常运动。主要见于锥体外系病变。

1.痉挛发作

肌肉阵发性不自主收缩,可见于局限性癫痫和痫性大发作。

2.震颤

震颤为主动肌和拮抗肌交替收缩的节律性摆动样动作。多见于手、上肢、下肢、头、舌和眼睑等处。可分为生理性震颤和病理性震颤,后者又按与随意运动的关系分为如下类型。

（1）静止性震颤，其特点为安静时明显，活动时减轻，睡眠时消失。表现为手指有节律的、每秒 4～6 次的快速抖动，严重时可呈"搓药丸样"或"拍水样"，亦可发生于头、下颌、前臂、下肢及足等部位。见于苍白球和黑质病变，如帕金森病。

（2）动作性震颤，是指肢体指向一定目的物时所出现的震颤，当肢体快达到目的物时则震颤更明显。多见于小脑病变。

3.舞蹈样运动

舞蹈样运动为一种不能控制、无目的、无规律、快速多变、运动幅度大小不等的不自主运动。如挤眉弄眼、努嘴、伸舌、转颈耸肩、伸屈手指等舞蹈样动作。伴有肌张力减低，安静时症状减轻，入睡后消失。见于尾状核和壳核的病变，如小舞蹈病等。

4.手足徐动症

手足徐动症亦称指划动作、易变性痉挛。由于上肢远端肌张力异常（增高或减低），表现为手腕、手指、足趾等呈缓慢交替性伸屈、扭曲动作，而且略有规则，如腕过屈时，手指常过伸；前臂旋前时，手指缓慢交替的屈曲等；足部可表现为足跖屈，脚趾背屈。因此，手及足可呈现各种奇异姿势。若口唇、下颌及舌受累，则会发音不清和出现面部异常运动。见于胆红素脑病（核黄疸）、肝豆状核变性等。

5.扭转痉挛

扭转痉挛表现为以躯干为长轴，身体向一个方向缓慢而强力扭转的一种不自主动作。常伴有四肢的不自主痉挛。其动作无规律且多变，安静时减轻，睡眠时消失。病变在基底节，见于遗传性疾病、吩噻嗪类药物反应等。

6.偏身投掷运动

偏身投掷运动是指因丘脑底核损害引起的一侧肢体的不随意运动，表现为一侧肢体猛烈的投掷样不自主运动，运动幅度大，力量强。

7.抽动症

抽动症为单个或多个肌肉刻板而无意义的快速收缩动作。常累及面部及颈部肌肉，表现为挤眉弄眼、噘嘴、点头、扭颈、伸舌等。如果累及呼吸及发音肌肉，抽动时伴有不自主的发音，或伴有秽语，故称"抽动秽语综合征"。常见于儿童，病因及发病机制尚不清楚，部分病例由基底节病变引起，有些与精神因素有关。

（五）共济失调

共济失调是指运动时动作笨拙而不协调。正常的随意运动是在大脑皮质、基底节、前庭系统、深感觉及小脑的共同参与下完成的。临床上最多见的共济失调是小脑性共济失调，其次是感觉性共济失调、前庭性共济失调和额叶性共济失调。

1.小脑性共济失调

小脑病变时的主要症状是共济失调,失去完成精巧动作、对随意运动的协调的能力。表现为站立不稳,走路时步基加宽,左右摇摆,不能沿直线前进,蹒跚而行,又称醉汉步态。不能顺利完成复杂而精细的动作,如穿衣、系扣、书写等。常伴有眼球震颤、肌张力减低和构音障碍(吟诗样或爆发样语言)。见于小脑血管病变、遗传变性疾病、小脑炎症或占位性病变等。

2.感觉性共济失调

由于深感觉传导路径的损害,产生关节位置觉、振动觉的障碍导致患者站立不稳,行走时有踩棉花样感觉,视觉辅助可使症状减轻,即到黑暗处症状加重,睁眼时症状减轻,闭目难立征(Romberg 征)阳性。见于脊髓型遗传性共济失调、亚急性联合变性、脊髓结核等。

3.前庭性共济失调

由于前庭病变引起平衡障碍,表现为站立不稳,行走时向病侧倾斜,走直线不能。卧位时症状明显减轻,活动后症状加重,常伴有眩晕、呕吐等症状。见于链霉素中毒等。

4.额叶性共济失调

由于额叶或额桥小脑束损害,引起对侧肢体共济失调。表现为步态不稳,体位性平衡障碍,常伴有中枢性轻偏瘫、精神症状、认知障碍、强握及摸索等额叶损害的表现。

第四节　感　觉　系　统

感觉是作用于各个感受器的各种形式刺激在人脑中的直接反应。感觉包括两大类:特殊感觉(视觉、听觉、味觉、嗅觉)和一般感觉(浅感觉、深感觉、复合感觉)。感觉障碍是神经系统疾病常见的症状和体征,对神经系统损伤的定位诊断有重要意义。

一、解剖及生理功能

(一)感觉的分类

一般感觉可分为 3 种。

1.浅感觉

浅感觉是指来自皮肤和黏膜的痛觉、温度觉及触觉。

2.深感觉

深感觉是指来自肌腱、肌肉、骨膜和关节的运动觉,位置觉和振动觉。

3.复合感觉

复合感觉又称皮质感觉,是指大脑顶叶皮质对深浅感觉分析、比较、综合而形成的实体觉,图形觉,两点辨别觉,定位觉和重量觉等。

(二)各种感觉传导路径

一般感觉的传导通路都是由三级神经元组成:感觉纤维末梢感受器接受刺激→后根神经节(Ⅰ级神经元)→脊髓后角或延髓背部的薄束核和楔束核(Ⅱ级神经元)→丘脑腹后外侧核(Ⅲ级神经元),由此发出的纤维终止于大脑皮质中央后回感觉中枢。由于第Ⅱ级神经元发出的纤维相互交叉,因此,感觉中枢与外周的关系是交叉性支配的(图1-10)。

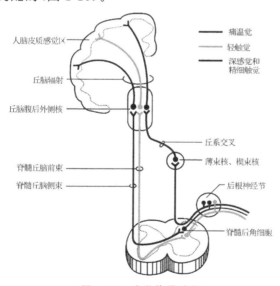

图1-10　感觉传导路径

1.痛觉、温度觉和一般轻触觉传导路径

1级神经元在脊髓后根节,突起作T形分叉,周围突至皮肤和黏膜的感受器,中枢突经后根进入脊髓,先在背外侧束上升1～2个节段,终止于后角固有核。2级神经元胞体位于后角细胞,此处发出传导痛温觉的纤维,经白质前联合交叉到对侧的侧索,组成脊髓丘脑侧束上行,而发出传导一般轻触觉及压觉冲动

的纤维,大部分经白质前联合交叉到对侧前索,小部分在同侧前索,组成脊髓丘脑前束上行,至延髓中部脊髓丘脑侧束和前束组成脊髓丘系,终止于丘脑的腹后外侧核。丘脑的腹后外侧核为 3 级神经元,发出的纤维经内囊后肢丘脑辐射上升,至大脑皮质中央后回感觉中枢(图 1-11)。

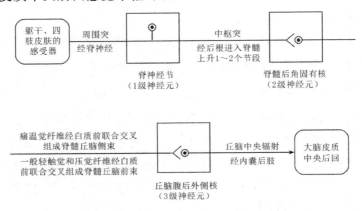

图 1-11 痛温觉和一般轻触觉传导路径

2.深感觉和识别性触觉传导路径

1 级神经元在脊髓后根节,传导深感觉的周围突分布于肌肉、关节、肌腱,传导识别触觉的周围突分布于皮肤,它们的中枢突均经后根进入脊髓后索,上升形成薄束、楔束,同侧第 5 胸节以下来的纤维组成薄束,走行在后索内侧,传导下部躯干及下肢的深感觉及识别触觉,同侧胸 4 以上的纤维组成楔束,走行在外侧,传导上部躯干及上肢的深感觉及识别触觉。两者分别终止于延髓的薄束核及楔束核,为深感觉的 2 级神经元。此二核发出的纤维交叉至对侧形成内侧丘系上行,终止于丘脑腹后外侧核,此为 3 级神经元,发出纤维经内囊后肢,终止于中央后回(图 1-12)。

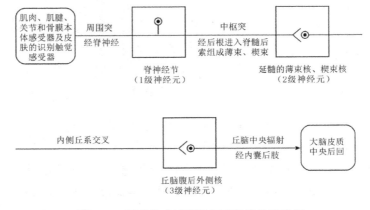

图 1-12 深感觉感受器及识别触觉传导路径

(三)脊髓内感觉传导束的排列

脊髓内感觉传导束主要有传导浅感觉的脊髓丘脑束(脊髓丘脑侧束和脊髓丘脑前束)、传导深感觉的薄束和楔束、脊髓小脑束等。感觉传导束在髓内的排列不尽相同。脊髓丘脑侧束的排列由内到外依次为来自颈、胸、腰、骶的纤维;薄束和楔束位于后索,薄束在内,楔束在外,由内向外依次由来自骶、腰、胸、颈的纤维排列而成。这种髓内感觉传导束的排列特点对诊断和鉴别脊髓的髓内、髓外病变具有重要意义。如颈段的髓内肿瘤,浅感觉障碍是按颈、胸、腰、骶的顺序自上向下发展;而如为颈段的髓外肿瘤,感觉障碍的发展顺序则相反。

(四)节段性感觉支配

每个脊神经后根支配一定的皮肤区域,该区域称之为皮节。绝大多数的皮节是由 2~3 个神经后根重叠支配,因此单一神经后根损害时感觉障碍不明显,只有两个以上后根损伤才出现分布区的感觉障碍。因而脊髓损伤的上界应比查体的感觉障碍平面高出 1~2 个节段。这种节段性感觉分布现象在胸段最明显,如乳头平面为 T_4、脐平面为 T_{10}、腹股沟为 T_{12} 和 L_1 支配。上肢和下肢的节段性感觉分布比较复杂,但也仍有其节段性支配的规律,如上肢的桡侧为 $C_{5\sim7}$、前臂及手的尺侧为 C_8 及 T_1、上臂内侧为 T_2、股前为 $L_{1\sim3}$、小腿前面为 $L_{4\sim5}$、小腿及股后为 $S_{1\sim2}$、肛周鞍区为 $S_{3\sim5}$ 支配。脊髓的这种节段性感觉支配,对临床定位诊断有极重要的意义。

(五)周围性感觉支配

若干相邻的脊神经前支在颈部和腰骶部组成神经丛,如颈丛、腰丛和骶丛,经神经纤维重新组合和分配,从神经丛发出多支周围神经,每支周围神经含多个节段的脊神经纤维,因此,周围神经在体表的分布与脊髓的节段性分布不同。

二、损害表现及定位

(一)感觉障碍的分类

根据病变的性质,感觉障碍可分为刺激性症状和抑制性症状两大类。

1.刺激性症状

刺激性症状是指由于感觉径路受到刺激或兴奋性增高而出现的感觉过敏、感觉倒错、感觉过度、感觉异常和各种疼痛等。

(1)感觉过敏:给予轻微刺激,引起强烈疼痛。

(2)感觉倒错:对某种刺激的感觉错误。如冷的刺激产生热的感觉,非疼痛刺激产生疼痛的感觉等。

(3)感觉过度:在感觉障碍的基础上,对外部刺激阈值增高且反应时间延长,因此对轻微刺激的辨别能力减弱,当受到强烈刺激后,需经过一段潜伏期后,出现一种定位不明确的疼痛或不适感。见于周围神经或丘脑病变。

(4)感觉异常:无外界刺激而发生的异常感觉,如麻木、蚁走感、灼热感等。感觉异常往往为主观的感觉症状,而客观检查无感觉障碍。

(5)疼痛:是感觉纤维受刺激的表现,临床上常见的疼痛有以下几种。①局部疼痛:系病变部位的局限性疼痛,如神经炎时的局部神经痛、放射性疼痛,疼痛可由局部放射到受累感觉神经的支配区,多见于神经干或后根病变时,如坐骨神经痛。②扩散性疼痛:某神经分支的疼痛可扩散至另一分支分布区,如手指远端挫伤,疼痛可扩散至整个上肢。③牵涉痛:当内脏疾病时可出现相应的体表区疼痛,这是由于内脏和皮肤的传入纤维都会聚到脊髓后角的神经元,当内脏疾病的疼痛冲动,经交感神经、脊髓后根至脊髓后角时,扩散至该脊髓节段支配的体表而出现疼痛,如胆囊炎引起右肩疼痛、心绞痛引起左肩臂疼痛等。④灼性神经痛:为烧灼样剧烈疼痛,常见于含自主神经纤维较多的周围神经不全损伤时,如正中神经损伤等。

2.抑制性症状

抑制性症状是指由于感觉径路受破坏而出现的感觉减退或缺失。

(1)感觉减退:是指患者在清醒状态下,对强的刺激产生弱的感觉,是由于感觉神经纤维遭受不完全性损害所致。

(2)感觉缺失:是指患者在清醒状态下对刺激无任何感觉,包括痛觉缺失、温度觉缺失、触觉缺失、深感觉缺失。在同一部位各种感觉均缺失,称为完全性感觉缺失;如在同一部位仅有某种感觉缺失而其他感觉保存,称为分离性感觉障碍。

(二)感觉障碍的定位

由于感觉传导通路的不同部位受损表现出不同的临床症状,具有重要的定位诊断意义。临床常见的感觉障碍类型如下。

1.单一周围神经型(神经干型)感觉障碍

受损的某一神经干分布区内各种感觉障碍均减退或消失。如桡神经麻痹、尺神经麻痹、股外侧皮神经炎等单神经病。

2.末梢型感觉障碍

末梢型感觉障碍表现为四肢末端对称性的各种感觉障碍(温、痛、触、深感觉),呈手套、袜套样分布,远端重于近端。常伴自主神经功能障碍。见于多发性神经病等。

3.后根型感觉障碍

感觉障碍范围与神经根的分布一致,为节段性感觉障碍。常伴有剧烈疼痛,如腰椎间盘脱出、髓外肿瘤等。

4.脊髓型感觉障碍

(1)传导束型:通常有如下几种损害。①横贯性脊髓损害:即病变平面以下所有感觉(温、痛、触、深感觉)均缺失或减弱,平面上部可有过敏带,如在颈胸段还伴有锥体束损伤的体征。常见于脊髓炎和脊髓肿瘤等。②后索型:后索的薄束、楔束损害,则受损平面以下深感觉障碍,出现感觉性共济失调。见于糖尿病、脊髓结核、亚急性联合变性等。③侧索型:因影响了脊髓丘脑侧束,表现病变对侧平面以下痛、温觉缺失而触觉和深感觉保存(分离性感觉障碍)。④脊髓半离断型(脊髓半切征):病变侧损伤平面以下深感觉障碍及上运动神经元瘫痪,对侧损伤平面以下痛温觉缺失,亦称 Brown-Sequard 综合征。见于髓外占位性病变、脊髓外伤等。

(2)前连合及后角型:出现分离性感觉障碍。前连合病变时,受损部位呈双侧对称性节段性感觉分离,表现为温、痛觉消失而触觉存在;后角损害表现为损伤侧节段性感觉分离,出现病变侧痛温觉障碍,而触觉和深感觉保存。见于脊髓空洞症、脊髓内肿瘤等。

(3)马尾圆锥形:主要为肛门周围及会阴部呈鞍状感觉缺失,马尾病变出现后根型感觉障碍并伴剧烈疼痛。见于肿瘤、炎症等。

5.脑干型感觉障碍

延髓外侧和脑桥下部一侧病变,损伤了三叉神经脊束核和来自对侧的三叉丘系,出现同侧面部及对侧半身感觉障碍,即交叉性感觉障碍,如 Wallenberg 综合征等;若病变位于脑桥上部和中脑一侧,三叉丘系已与脊髓丘系并行,则出现对侧面部及半身感觉障碍。见于炎症、脑血管病、肿瘤等。

6.丘脑型感觉障碍

丘脑损害出现对侧偏身(包括面部)完全性感觉缺失或减退。其特点是深感觉和触觉障碍重于痛温觉,远端重于近端。并常伴发患侧肢体的自发痛,即"丘脑痛"。多见于脑血管病。

7. 内囊型感觉障碍

对侧偏身（包括面部）感觉缺失或减退，常伴有偏瘫及偏盲，称三偏综合征。见于脑血管疾病。

8. 皮质型感觉障碍

顶叶皮质损害，可出现病灶对侧的复合觉（精细感觉）障碍，而痛温觉障碍轻；若部分区域损害，可出现对侧单肢的感觉障碍；若为刺激性病灶，则出现局限性感觉性癫痫（发作性感觉异常）。身体各部在大脑皮质感觉中枢呈头足倒置的支配关系。

第二章

脑血管疾病

第一节 脑 出 血

脑出血(intracerebral hemorrhage,ICH)是指原发性非外伤性脑实质内出血,故又称原发性或自发性脑出血。脑出血系脑内的血管病变破裂而引起的出血,绝大多数是高血压伴发小动脉微动脉瘤在血压骤升时破裂所致,称为高血压性脑出血。主要病理特点为局部脑血流变化、炎症反应,以及脑出血后脑血肿的形成和血肿周边组织受压、水肿、神经细胞凋亡。80%的脑出血发生在大脑半球,20%发生在脑干和小脑。脑出血起病急骤,临床表现为头痛、呕吐、意识障碍、偏瘫、偏身感觉障碍等。在所有脑血管疾病患者中,脑出血占20%～30%,年发病率为(60～80)/10万,急性期病死率为30%～40%,是病死率和致残率很高的常见疾病。该病常发生于40～70岁,其中>50岁的人群发病率最高,达93.6%,但近年来发病年龄有愈来愈年轻的趋势。

一、病因与发病机制

(一)病因

高血压及高血压合并小动脉硬化是 ICH 的最常见病因,约95%的 ICH 患者患有高血压。其他病因有先天性动静脉畸形或动脉瘤破裂、脑动脉炎血管壁坏死、脑瘤出血、血液病并发脑内出血、烟雾病、脑淀粉样血管病变、梗死性脑出血、药物滥用、抗凝或溶栓治疗等。

(二)发病机制

尚不完全清楚,与下列因素相关。

1.高血压

持续性高血压引起脑内小动脉或深穿支动脉壁脂质透明样变性和纤维蛋白

样坏死,使小动脉变脆,血压持续升高引起动脉壁疝或内膜破裂,导致微小动脉瘤或微夹层动脉瘤。血压骤然升高时血液自血管壁渗出或动脉瘤壁破裂,血液进入脑组织形成血肿。此外,高血压引起远端血管痉挛,导致小血管缺氧坏死、血栓形成、斑点状出血及脑水肿,继发脑出血,可能是子痫时高血压脑出血的主要机制。脑动脉壁中层肌细胞薄弱,外膜结缔组织少且缺乏外层弹力层,豆纹动脉等穿动脉自大脑中动脉近端呈直角分出,受高血压血流冲击易发生粟粒状动脉瘤,使深穿支动脉成为脑出血的主要好发部位,故豆纹动脉外侧支称为出血动脉。

2.淀粉样脑血管病

它是老年人原发性非高血压性脑出血的常见病因,好发于脑叶,易反复发生,常表现为多发性脑出血。发病机制不清,可能为:血管内皮异常导致渗透性增加,血浆成分包括蛋白酶侵入血管壁,形成纤维蛋白样坏死或变性,导致内膜透明样增厚,淀粉样蛋白沉积,使血管中膜、外膜被淀粉样蛋白取代,弹性膜及中膜平滑肌消失,形成蜘蛛状微血管瘤扩张,当情绪激动或活动诱发血压升高时血管瘤破裂引起出血。

3.其他因素

血液病如血友病、白血病、血小板减少性紫癜、红细胞增多症、镰状细胞病等可因凝血功能障碍引起大片状脑出血。肿瘤内异常新生血管破裂或侵蚀正常脑血管也可导致脑出血。维生素 B_1、维生素 C 缺乏或毒素(如砷)可引起脑血管内皮细胞坏死,导致脑出血,出血灶特点通常为斑点状而非融合成片。结节性多动脉炎、病毒性和立克次体性疾病等可引起血管床炎症,炎症致血管内皮细胞坏死、血管破裂发生脑出血。脑内小动、静脉畸形破裂可引起血肿,脑内静脉循环障碍和静脉破裂亦可导致出血。血液病、肿瘤、血管炎或静脉窦闭塞性疾病等所致脑出血亦常表现为多发性脑出血。

(三)脑出血后脑水肿的发生机制

脑出血后机体和脑组织局部发生一系列病理生理反应,其中自发性脑出血后最重要的继发性病理变化之一是脑水肿。由于血肿周围脑组织形成水肿带,继而引起神经细胞及其轴突的变性和坏死,成为患者病情恶化和死亡的主要原因之一。目前认为,ICH 后脑水肿与占位效应、血肿内血浆蛋白渗出和血凝块回缩、血肿周围继发缺血、血肿周围组织炎症反应、水通道蛋白-4(AQP-4)及自由基级联反应等有关。

1.占位效应

主要是通过机械性压力和颅内压增高引起。巨大血肿可立即产生占位效应,造成周围脑组织损害,并引起颅内压持续增高。早期主要为局灶性颅内压增高,随后发展为弥漫性颅内压增高,而颅内压的持续增高可引起血肿周围组织广泛性缺血,并加速缺血组织的血管通透性改变,引发脑水肿形成。同时,脑血流量降低、局部组织压力增加可促发血管活性物质从受损的脑组织中释放,破坏血-脑屏障,引发脑水肿形成。因此,血肿占位效应虽不是脑水肿形成的直接原因,但可通过影响脑血流量、周围组织压力以及颅内压等因素,间接地在脑出血后脑水肿形成机制中发挥作用。

2.血肿内血浆蛋白渗出和血凝块回缩

血肿内血液凝结是脑出血超急性期血肿周围组织脑水肿形成的首要条件。在正常情况下,脑组织细胞间隙中的血浆蛋白含量非常低,但在血肿周围组织细胞间隙中却可见血浆蛋白和纤维蛋白聚积,这可导致细胞间隙胶体渗透压增高,使水分渗透到脑组织内形成水肿。此外,血肿形成后由于血凝块回缩,使血肿腔静水压降低,这也将导致血液中的水分渗透到脑组织间隙形成水肿。凝血连锁反应激活、血凝块回缩(血肿形成后血块分离成1个红细胞中央块和1个血清包绕区)以及纤维蛋白沉积等,在脑出血后血肿周围组织脑水肿形成中发挥着重要作用。血凝块形成是脑出血血肿周围组织脑水肿形成的必经阶段,而血浆蛋白(特别是凝血酶)则是脑水肿形成的关键因素。

3.血肿周围继发缺血

脑出血后血肿周围局部脑血流量显著降低,而脑血流量的异常降低可引起血肿周围组织缺血。一般脑出血后6～8小时,血红蛋白和凝血酶释出细胞毒性物质,兴奋性氨基酸释放增多等,细胞内钠聚集,则引起细胞毒性水肿;出血后4～12小时,血-脑屏障开始破坏,血浆成分进入细胞间液,则引起血管源性水肿。同时,脑出血后形成的血肿在降解过程中,产生的渗透性物质和缺血的代谢产物,也使组织间渗透压增高,促进或加重脑水肿,从而形成血肿周围半暗带。

4.血肿周围组织炎症反应

脑出血后血肿周围中性粒细胞、巨噬细胞和小胶质细胞活化,血凝块周围活化的小胶质细胞和神经元中白细胞介素-1(IL-1)、白细胞介素-6(IL-6)、细胞间黏附因子-1(ICAM-1)和肿瘤坏死因子-α(TNF-α)表达增加。临床研究采用双抗夹心酶联免疫吸附试验检测41例脑出血患者脑脊液 IL-1 和 S100 蛋白含量发现,急性患者脑脊液 IL-1 水平显著高于对照组,提示 IL-1 可能促进了脑水肿和脑损伤的发展。ICAM-1在中枢神经系统中分布广泛。Gong 等的研究证明,脑出血后 12 小时神经细胞开始表达ICAM-1,3 天达高峰,持续 10 天逐渐下降;脑出血后 1 天时血管内皮开始表达 ICAM-1,7 天达高峰,持续 2 周。表达ICAM-1的白细胞活化后能产生大量蛋白水解酶,特别是基质金属蛋白酶,促使血-脑屏障通透性增加,血管源性脑水肿形成。

5.AQP-4 与脑水肿

过去一直认为水的跨膜转运是通过被动扩散实现的,而水通道蛋白(aquaporin,AQP)的发现完全改变了这种认识。现在认为,水的跨膜转运实际上是一个耗能的主动过程,是通过 AQP 实现的。AQP 在脑组织中广泛存在,可能是脑脊液重吸收、渗透压调节、脑水肿形成等生理、病理过程的分子生物学基础。迄今已发现的 AQP 至少存在 10 种亚型,其中 AQP-4 和 AQP-9 可能参与血肿周围脑组织水肿的形成。实验研究脑出血后不同时间点大鼠脑组织AQP-4的表达分布发现,对照组和实验组未出血侧 AQP-4 在各时间点的表达均为弱阳性,而水肿区从脑出血后 6 小时开始表达增强,3 天时达高峰,此后逐渐回落,1 周后仍明显高于正常组。另外,随着出血时间的推移,出血侧 AQP-4 表达范围不断扩大,表达强度不断增强,并且与脑水肿严重程度呈正相关。以上结果提示,脑出血能导致细胞内外水和电解质失衡,细胞内外渗透压发生改变,激活位于细胞膜上的 AQP-4,进而促进水和电解质通过 AQP-4 进入细胞内导致细胞水肿。

6.自由基级联反应

脑出血后脑组织缺血缺氧发生一系列级联反应造成自由基浓度增加。自由基通过攻击脑内细胞膜磷脂中多聚不饱和脂肪酸和脂肪酸的不饱和双键,直接造成脑损伤发生脑水肿;同时引起脑血管通透性增加,亦加重脑水肿从而加重病情。

二、病理

肉眼所见:脑出血病例尸检时脑外观可见到明显动脉粥样硬化,出血侧半球膨隆肿胀,脑回宽、脑沟窄,有时可见少量蛛网膜下腔积血,颞叶海马与小脑扁桃体处常可见脑疝痕迹,出血灶一般为 2～8 cm,绝大多数为单灶,仅 1.8％～2.7％为多灶。常见的出血部位为壳核出血,出血向内发展可损伤内囊,出血量大时可破入侧脑室。丘脑出血时,血液常穿破第三脑室或侧脑室,向外可损伤内囊。脑桥和小脑出血时,血液可穿破第四脑室,甚至可经中脑导水管逆行进入侧脑室。

原发性脑室出血,出血量小时只侵及单个脑室或多个脑室的一部分;大量出血时全部脑室均可被血液充满,脑室扩张积血形成铸型。脑出血血肿周围脑组织受压,水肿明显,颅内压增高,脑组织可移位。幕上半球出血,血肿向下破坏或挤压丘脑下部和脑干,使其变形、移位和继发出血,并常出现小脑幕疝;如中线部位下移可形成中心疝;颅内压增高明显或小脑出血较重时均易发生枕骨大孔疝,这些都是导致患者死亡的直接原因。急性期后,血块溶解,含铁血黄素和破坏的脑组织被吞噬细胞清除,胶质增生,小出血灶形成胶质瘢痕,大者形成囊腔,称为中风囊,腔内可见黄色液体。

显微镜观察可分为 3 期:①出血期,可见大片出血,红细胞多新鲜。出血灶边缘多出现坏死。软化的脑组织,神经细胞消失或呈局部缺血改变,常有多形核白细胞浸润。②吸收期,出血 24～36 小时即可出现胶质细胞增生,小胶质细胞及来自血管外膜的细胞形成格子细胞,少数格子细胞含铁血黄素。星形胶质细胞增生及肥胖变性。③修复期,血液及坏死组织渐被清除,组织缺损部分由胶质细胞、胶质纤维及胶原纤维代替,形成瘢痕。出血灶较小可完全修复,较大则遗留囊腔。血红蛋白代谢产物长久残存于瘢痕组织中,呈现棕黄色。

三、临床表现

(一)症状与体征

1.意识障碍

多数患者发病时很快出现不同程度的意识障碍,轻者可呈嗜睡,重者可昏迷。

2.高颅压征

表现为头痛、呕吐。头痛以病灶侧为重,意识蒙眬或浅昏迷者可见患者用健侧手触摸病灶侧头部;呕吐多为喷射性,呕吐物为胃内容物,如合并消化道出血可为咖啡样物。

3.偏瘫

病灶对侧肢体瘫痪。

4.偏身感觉障碍

病灶对侧肢体感觉障碍,主要是痛觉、温度觉减退。

5.脑膜刺激征

见于脑出血已破入脑室、蛛网膜下腔以及脑室原发性出血之时,可有颈项强直或强迫头位,克氏征(Kernig 征)阳性。

6.失语症

优势半球出血者多伴有运动性失语症。

7.瞳孔与眼底异常

瞳孔可不等大、双瞳孔缩小或散大。眼底可有视网膜出血和视盘水肿。

8.其他症状

如心律不齐、呃逆、呕吐咖啡色样胃内容物、呼吸节律紊乱、体温迅速上升及心电图异常等变化。脉搏常有力或缓慢,血压多升高,可出现肢端发绀,偏瘫侧多汗,面色苍白或潮红。

(二)不同部位脑出血的临床表现

1.基底节区出血

基底节区出血为脑出血中最多见者,占 60%～70%。其中壳核出血最多,约占脑出血的 60%,主要是豆纹动脉尤其是其外侧支破裂引起;丘脑出血较少,约占 10%,主要是丘脑穿动脉或丘脑膝状体动脉破裂引起;尾状核及屏状核等出血少见。虽然各核出血有其特点,但出血较多时均可侵及内囊,出现一些共同症状。现将常见的症状分轻、重两型叙述如下。

(1)轻型:多属壳核出血,出血量一般为数毫升至 30 mL,或为丘脑小量出血,出血量仅数毫升,出血限于丘脑或侵及内囊后肢。患者突然头痛、头晕、恶心呕吐、意识清楚或轻度障碍,出血灶对侧出现不同程度的偏瘫,亦可出现偏身感觉障碍及偏盲(三偏征),两眼可向病灶侧凝视,优势半球出血可有失语。

(2)重型:多属壳核大量出血,向内扩展或穿破脑室,出血量可达 30～160 mL;或丘脑较大量出血,血肿侵及内囊或破入脑室。发病突然,意识障碍重,鼾声明显,呕吐频繁,可吐咖啡样胃内容物(由胃部应激性溃疡所致)。丘脑出血病灶对侧常有偏身感觉障碍或偏瘫,肌张力低,可引出病理反射,平卧位时,患侧下肢呈外旋位。但感觉障碍常先于或重于运动障碍,部分病例病灶对侧可出现自发性疼痛。常有眼球运动障碍(眼球向上注视麻痹,呈下视内收状态)。瞳孔缩小或不等大,一般为出血侧散大,提示已有小脑幕疝形成;部分病例有丘脑性失语(言语缓慢而不清、重复言语、发音困难、复述差,朗读正常)或丘脑性痴呆(记忆力减退、计算力下降、情感障碍、人格改变等)。如病情发展,血液大量破入脑室或损伤丘脑下部及脑干,昏迷加深,出现去大脑强直或四肢弛缓,面色潮红或苍白,出冷汗,鼾声大作,中枢性高热或体温过低,甚至出现肺水肿、上消化道出血等内脏并发症,最后多发生枕骨大孔疝死亡。

2.脑叶出血

脑叶出血又称皮质下白质出血。应用 CT 以后,发现脑叶出血约占脑出血的 15%,发病年龄在 11～80 岁,40 岁以下占 30%,年轻人多由血管畸形(包括隐匿性血管畸形)、烟雾病引起,老年人常见于高血压动脉硬化及淀粉样血管病等。脑叶出血以顶叶最多见,以后依次为颞叶、枕叶、额叶,40% 为跨叶出血。脑叶出血除意识障碍、颅内高压和抽搐等常见症状外,还有各脑叶的特异表现。

(1)额叶出血:常有一侧或双侧的前额痛、病灶对侧偏瘫。部分病例有精神行为异常、凝视麻痹、言语障碍和癫痫发作。

(2)顶叶出血:常有病灶侧颞部疼痛;病灶对侧的轻偏瘫或单瘫、深浅感觉障碍和复合感觉障碍;体象障碍、手指失认和结构失用症等,少数病例可出现下象限盲。

(3)颞叶出血:常有耳部或耳前部疼痛,病灶对侧偏瘫,但上肢瘫重于下肢,中枢性面、舌瘫可有对侧上象限盲;优势半球出血可出现感觉性失语或混合性失语;可有颞叶癫痫、幻嗅、幻视、兴奋躁动等精神症状。

(4)枕叶出血:可出现同侧眼部疼痛,同向性偏盲和黄斑回避现象,可有一过性黑蒙和视物变形。

3.脑干出血

(1)中脑出血:中脑出血少见,自 CT 应用于临床后,临床已可诊断。轻症患者表现为突然出现复视、眼睑下垂、一侧或两侧瞳孔扩大、眼球不同轴、水平或垂直眼震,同侧肢体共济失调,也可表现大脑脚综合征(Weber 综合征)或红核综合征(Benedikt 综合征)。重者出现昏迷、四肢迟缓性瘫痪、去大脑强直,常迅速死亡。

(2)脑桥出血:占脑出血的 10% 左右。病灶多位于脑桥中部的基底部与被盖部之间。患者表现突然头痛,同侧第 VI、VII、VIII 对脑神经麻痹,对侧偏瘫(交叉性瘫痪),出血量大或病情重者常有四肢瘫,很快进入意识障碍、针尖样瞳孔、去大脑强直、呼吸障碍,多迅速死亡。可伴中枢性高热、大汗和应激性溃疡等。一侧脑桥小量出血可表现为脑桥腹内侧综合征(Foville 综合征)、闭锁综合征和脑桥腹外侧综合征(Millard-Gubler综合征)。

(3)延髓出血:延髓出血更为少见,突然意识障碍,血压下降,呼吸节律不规则,心律失常,轻症病例可呈延髓背外侧综合征(Wallenberg综合征),重症病例常因呼吸心跳停止而死亡。

4.小脑出血

小脑出血约占脑出血的10%。多见于一侧半球的齿状核部位，小脑蚓部也可发生。发病突然，眩晕明显，频繁呕吐，枕部疼痛，病灶侧共济失调，可见眼球震颤，同侧周围性面瘫，颈项强直等，如不仔细检查，易误诊为蛛网膜下腔出血。当出血量不大时，主要表现为小脑症状，如病灶侧共济失调，眼球震颤，构音障碍和吟诗样语言，无偏瘫。出血量增加时，还可表现有脑桥受压体征，如展神经麻痹、侧视麻痹等，以及肢体偏瘫和/或锥体束征。病情如继续加重，颅内压增高明显，昏迷加深，极易发生枕骨大孔疝死亡。

5.脑室出血

脑室出血分原发与继发两种，继发性是指脑实质出血破入脑室者；原发性指脉络丛血管出血及室管膜下动脉破裂出血，血液直流入脑室者。以前认为脑室出血罕见，现已证实占脑出血的3%～5%。55%的患者出血量较少，仅部分脑室有血，脑脊液呈血性，类似蛛网膜下腔出血。临床常表现为头痛、呕吐、项强、Kernig征阳性、意识清楚或一过性意识障碍，但常无偏瘫体征，脑脊液血性，酷似蛛网膜下腔出血，预后良好，可以完全恢复正常；出血量大，全部脑室均被血液充满者，其临床表现符合既往所谓脑室出血的症状，即发病后突然头痛、呕吐、昏迷、瞳孔缩小或时大时小，眼球浮动或分离性斜视，四肢肌张力增高，病理反射阳性，早期出现去大脑强直，严重者双侧瞳孔散大，呼吸深，鼾声明显，体温明显升高，面部充血多汗，预后极差，多迅速死亡。

四、辅助检查

(一)头颅 CT

发病后CT平扫可显示近圆形或卵圆形均匀高密度的血肿病灶，边界清楚，可确定血肿部位、大小、形态及是否破入脑室，血肿周围有无低密度水肿带及占位效应(脑室受压、脑组织移位)和梗阻性脑积水等。早期可发现边界清楚、均匀的高度密度灶，CT值为60～80 Hu，周围环绕低密度水肿带。血肿范围大时可见占位效应。根据CT影像估算出血量可采用简单易行的多田计算公式：出血量(mL)＝0.5×最大面积长轴(cm)×最大面积短轴(mL)×层面数。出血后3～7天，血红蛋白破坏，纤维蛋白溶解，高密度区向心性缩小，边缘模糊，周围低密度区扩大。病后2～4周，形成等密度或低密度灶。病后2个月左右，血肿区形成囊腔，其密度与脑脊液近乎相等，两侧脑室扩大；增强扫描，可见血肿周围有环状高密度强化影，其大小、形状与原血肿相近。

(二)头颅 MRI/MRA

MRI 的表现主要取决于血肿所含血红蛋白量的变化。发病1天内,血肿呈 T_1 等信号或低信号,T_2 呈高信号或混合信号;第 2 天至第 1 周,T_1 为等信号或稍低信号,T_2 为低信号;第 2~4 周,T_1 和 T_2 均为高信号;4 周后,T_1 呈低信号,T_2 为高信号。此外,磁共振血管成像(MRA)可帮助发现脑血管畸形、肿瘤及血管瘤等病变。

(三)数字减影血管造影(DSA)

对脑叶出血、原因不明或怀疑脑血管畸形、血管瘤、烟雾病和血管炎等患者有意义,尤其血压正常的年轻患者应通过 DSA 查明病因。

(四)腰椎穿刺检查

在无条件做 CT 时,且患者病情不重,无明显颅内高压者可进行腰椎穿刺检查。脑出血者脑脊液压力常增高,若出血破入脑室或蛛网膜下腔者脑脊液多呈均匀血性。有脑疝及小脑出血者应禁做腰椎穿刺检查。

(五)TCD

由于简单及无创性,可在床边进行检查,已成为监测脑出血患者脑血流动力学变化的重要方法。①通过检测脑动脉血流速度,间接监测脑出血的脑血管痉挛范围及程度,脑血管痉挛时其血流速度增高。②测定血流速度、血流量和血管外周阻力可反映颅内压增高时脑血流灌注情况,如颅内压超过动脉压时收缩期及舒张期血流信号消失,无血流灌注。③提供脑动静脉畸形、动脉瘤等病因诊断的线索。

(六)EEG

EEG 可反映脑出血患者脑功能状态。意识障碍可见两侧弥漫性慢活动,病灶侧明显;无意识障碍时,基底节和脑叶出血出现局灶性慢波,脑叶出血靠近皮质时可有局灶性棘波或尖波发放;小脑出血无意识障碍时脑电图多正常,部分患者同侧枕颞部出现慢活动;中脑出血多见两侧阵发性同步高波幅慢活动;脑桥出血患者昏迷时可见 8~12 Hz α 波、低波幅 β 波、纺锤波或弥漫性慢波等。

(七)心电图

可及时发现脑出血合并心律失常或心肌缺血,甚至心肌梗死。

(八)血液检查

重症脑出血急性期白细胞数可增至 $(10~20) \times 10^9/L$,并可出现血糖含量升高、蛋白尿、尿糖、血尿素氮含量增加,以及血清肌酶含量升高等。但均为一过性,可随病情缓解而消退。

五、诊断与鉴别诊断

(一)诊断要点

1.一般性诊断要点

(1)急性起病,常有头痛、呕吐、意识障碍、血压增高和局灶性神经功能缺损症状,部分病例有眩晕或抽搐发作。饮酒、情绪激动、过度劳累等是常见的发病诱因。

(2)常见的局灶性神经功能缺损症状和体征包括偏瘫、偏身感觉障碍、偏盲等,多于数分钟至数小时内达到高峰。

(3)头颅 CT 扫描可见病灶中心呈高密度改变,病灶周边常有低密度水肿带。头颅 MRI/MRA 有助于脑出血的病因学诊断和观察血肿的演变过程。

2.各部位脑出血的临床诊断要点

(1)壳核出血:①对侧肢体偏瘫,优势半球出血常出现失语。②对侧肢体感觉障碍,主要是痛觉、温度觉减退。③对侧偏盲。④凝视麻痹,呈双眼持续性向出血侧凝视。⑤尚可出现失用、体象障碍、记忆力和计算力障碍、意识障碍等。

(2)丘脑出血:①丘脑型感觉障碍,对侧半身深浅感觉减退、感觉过敏或自发性疼痛。②运动障碍,出血侵及内囊可出现对侧肢体瘫痪,多为下肢重于上肢。③丘脑性失语,言语缓慢而不清、重复言语、发音困难、复述差,朗读正常。④丘脑性痴呆,记忆力减退、计算力下降、情感障碍、人格改变。⑤眼球运动障碍,眼球向上注视麻痹,常向内下方凝视。

(3)脑干出血:①中脑出血,突然出现复视,眼睑下垂;一侧或两侧瞳孔扩大,眼球不同轴,水平或垂直眼震,同侧肢体共济失调,也可表现 Weber 综合征或 Benedikt 综合征;严重者很快出现意识障碍,去大脑强直。②脑桥出血,突然头痛,呕吐,眩晕,复视,眼球不同轴,交叉性瘫痪或偏瘫、四肢瘫等。出血量较大时,患者很快进入意识障碍,针尖样瞳孔,去大脑强直,呼吸障碍,并可伴有高热、大汗、应激性溃疡等,多迅速死亡;出血量较少时可表现为一些典型的综合征,如 Foville 综合征、Millard-Gubler 综合征和闭锁综合征等。③延髓出血,突然意识障碍,血压下降,呼吸节律不规则,心律失常,继而死亡。轻者可表现为不典型的 Wallenberg 综合征。

(4)小脑出血:①突发眩晕、呕吐、后头部疼痛,无偏瘫。②有眼震,站立和步态不稳,肢体共济失调、肌张力降低及颈项强直。③头颅 CT 扫描示小脑半球或小脑蚓高密度影及第四脑室、脑干受压。

（5）脑叶出血:①额叶出血,前额痛、呕吐、痫性发作较多见;对侧偏瘫、共同偏视、精神障碍;优势半球出血时可出现运动性失语。②顶叶出血,偏瘫较轻,而偏侧感觉障碍显著;对侧下象限盲,优势半球出血时可出现混合性失语。③颞叶出血,表现为对侧中枢性面、舌瘫及上肢为主的瘫痪;对侧上象限盲;优势半球出血时可有感觉性或混合性失语;可有颞叶癫痫、幻嗅、幻视。④枕叶出血,对侧同向性偏盲,并有黄斑回避现象,可有一过性黑蒙和视物变形;多无肢体瘫痪。

（6）脑室出血:①突然头痛、呕吐,迅速进入昏迷或昏迷逐渐加深;②双侧瞳孔缩小,四肢肌张力增高,病理反射阳性,早期出现去大脑强直,脑膜刺激征阳性;③常出现丘脑下部受损的症状及体征,如上消化道出血、中枢性高热、大汗、应激性溃疡、急性肺水肿、血糖增高、尿崩症等;④脑脊液压力增高,呈血性;⑤轻者仅表现头痛、呕吐、脑膜刺激征阳性,无局限性神经体征。临床上易误诊为蛛网膜下腔出血,需通过头颅 CT 检查来确定诊断。

（二）鉴别诊断

1.脑梗死

脑梗死发病较缓,或病情呈进行性加重;头痛、呕吐等颅内压增高症状不明显;典型病例一般不难鉴别;但脑出血与大面积脑梗死、少量脑出血与脑梗死临床症状相似,鉴别较困难,常需头颅 CT 鉴别。

2.脑栓塞

脑栓塞起病急骤,一般缺血范围较广,症状常较重,常伴有风湿性心脏病、心房颤动、细菌性心内膜炎、心肌梗死或其他容易产生栓子来源的疾病。

3.蛛网膜下腔出血

蛛网膜下腔出血好发于年轻人,突发剧烈头痛,或呈爆裂样头痛,以颈枕部明显,有的可痛牵颈背、双下肢。呕吐较频繁,少数严重患者呈喷射状呕吐。约50%的患者可出现短暂、不同程度的意识障碍,尤以老年患者多见。常见一侧动眼神经麻痹,其次为视神经、三叉神经和展神经麻痹,脑膜刺激征常见,无偏瘫等脑实质损害的体征,头颅 CT 可帮助鉴别。

4.外伤性脑出血

外伤性脑出血是闭合性头部外伤所致,发生于受冲击颅骨下或对冲部位,常见于额极和颞极,外伤史可提供诊断线索,CT 可显示血肿外形不整。

5.内科疾病导致的昏迷

(1)糖尿病昏迷:①糖尿病酮症酸中毒,多数患者在发生意识障碍前数天有多尿、烦渴多饮和乏力,随后出现食欲缺乏、恶心、呕吐,常伴头痛、嗜睡、烦躁、呼吸深快,呼气中有烂苹果味(丙酮)。随着病情进一步发展,出现严重失水,尿量减少,皮肤弹性差,眼球下陷,脉细速,血压下降,至晚期时各种反射迟钝甚至消失,嗜睡甚至昏迷。尿糖、尿酮体呈强阳性,血糖和血酮体均有升高。头部 CT 结果阴性。②高渗性非酮症糖尿病昏迷,起病时常先有多尿、多饮,但多食不明显,或反而食欲缺乏,以致常被忽视。失水随病程进展逐渐加重,出现神经精神症状,表现为嗜睡、幻觉、定向障碍、偏盲、上肢拍击样粗震颤、痫性发作(多为局限性发作)等,最后陷入昏迷。尿糖强阳性,但无酮症或较轻,血尿素氮及肌酐升高。突出地表现为血糖常高至 33.3 mmol/L(600 mg/dL)以上,一般为 33.3～66.6 mmol/L(600～1 200 mg/dL);血钠升高可达 155 mmol/L;血浆渗透压显著增高达 330～460 mmol/L,一般在 350 mmol/L 以上。头部 CT 结果阴性。

(2)肝性昏迷:有严重肝病和/或广泛门体侧支循环,精神紊乱、昏睡或昏迷,明显肝功能损害或血氨升高,扑翼(击)样震颤和典型的脑电图改变(高波幅的 δ 波,每秒少于 4 次)等,有助于诊断与鉴别诊断。

(3)尿毒症昏迷:少尿(<400 mL/d)或无尿(<50 mL/d),血尿,蛋白尿,管型尿,氮质血症,水电解质紊乱和酸碱失衡等。

(4)急性酒精中毒:①兴奋期,血乙醇浓度达到 11 mmol/L(50 mg/dL)即感头痛、欣快、兴奋。血乙醇浓度超过 16 mmol/L(75 mg/dL),健谈、饶舌、情绪不稳定、自负、易激怒,可有粗鲁行为或攻击行动,也可能沉默、孤僻;浓度达到 22 mmol/L(100 mg/dL)时,驾车易发生车祸。②共济失调期,血乙醇浓度达到 33 mmol/L(150 mg/dL)时,肌肉运动不协调,行动笨拙,言语含糊不清,眼球震颤,视力模糊,复视,步态不稳,出现明显共济失调。浓度达到 43 mmol/L(200 mg/dL)时,出现恶心、呕吐、困倦。③昏迷期,血乙醇浓度升至 54 mmol/L(250 mg/dL)时,患者进入昏迷期,表现昏睡、瞳孔散大、体温降低。血乙醇浓度超过 87 mmol/L(400 mg/dL)时,患者陷入深昏迷,心率快、血压下降,呼吸慢而有鼾音,可出现呼吸、循环麻痹而危及生命。实验室检查可见血清乙醇浓度升高,呼出气中乙醇浓度与血清乙醇浓度相当;动脉血气分析可见轻度代谢性酸中毒;电解质失衡,可见低血钾、低血镁和低血钙;血糖可降低。

(5)低血糖昏迷:低血糖昏迷是指各种原因引起的重症的低血糖症。患者突然昏迷、抽搐,表现为局灶神经系统症状的低血糖易被误诊为脑出血。化验血糖低于 2.8 mmol/L,推注葡萄糖后症状迅速缓解,发病后 72 小时复查头部 CT 结果阴性。

(6)药物中毒:①镇静催眠药中毒,有服用大量镇静催眠药史,出现意识障碍和呼吸抑制及血压下降。胃液、血液、尿液中检出镇静催眠药。②阿片类药物中毒,有服用大量吗啡或哌替啶的阿片类药物史,或有吸毒史,除了出现昏迷、针尖样瞳孔(哌替啶的急性中毒瞳孔反而扩大)、呼吸抑制"三联征"等特点外,还可出现发绀、面色苍白、肌肉无力、惊厥、牙关禁闭、角弓反张,呼吸先浅而慢,后叹息样或潮式呼吸、肺水肿、休克、瞳孔对光反射消失,死于呼吸衰竭。血、尿阿片类毒物成分,定性试验呈阳性。使用纳洛酮可迅速逆转阿片类药物所致的昏迷、呼吸抑制、缩瞳等毒性作用。

(7)CO 中毒:①轻度中毒,血液碳氧血红蛋白(COHb)可高于 10%～20%。患者有剧烈头痛、头晕、心悸、口唇黏膜呈樱桃红色、四肢无力、恶心、呕吐、嗜睡、意识模糊、视物不清、感觉迟钝、谵妄、幻觉、抽搐等。②中度中毒,血液 COHb 浓度可高达 30%～40%。患者出现呼吸困难、意识丧失、昏迷,对疼痛刺激可有反应,瞳孔对光反射和角膜反射可迟钝,腱反射减弱,呼吸、血压和脉搏可有改变。经治疗可恢复且无明显并发症。③重度中毒,血液 COHb 浓度可高于 50%以上。深昏迷,各种反射消失。患者可呈去大脑皮质状态(患者可以睁眼,但无意识,不语,不动,不主动进食或大小便,呼之不应,推之不动,肌张力增强),常有脑水肿、惊厥、呼吸衰竭、肺水肿、上消化道出血、休克和严重的心肌损害,出现心律失常,偶可发生心肌梗死。有时并发脑局灶损害,出现锥体系或锥体外系损害体征。监测血中 COHb 浓度可明确诊断。

应详细询问病史,内科疾病导致昏迷者有相应的内科疾病病史,仔细查体,局灶体征不明显;脑出血者则同向偏视、一侧瞳孔散大、一侧面部船帆现象、一侧上肢出现扬鞭现象、一侧下肢呈外旋位,血压升高。CT 检查可助鉴别。

六、治疗

急性期的主要治疗原则是:保持安静,防止继续出血;积极抗脑水肿,降低颅内压;调整血压;改善循环;促进神经功能恢复;加强护理,防治并发症。

(一)一般治疗

1.保持安静

(1)卧床休息3～4周,脑出血发病后 24 小时内,特别是 6 小时内可有活动性出血或血肿继续扩大,应尽量减少搬运,就近治疗。重症需严密观察体温、脉搏、呼吸、血压、瞳孔和意识状态等生命体征变化。

(2)保持呼吸道通畅,头部抬高 15°~30°角,切忌无枕仰卧;疑有脑疝时应床脚抬高 45°角,意识障碍患者应将头歪向一侧,以利于口腔、气道分泌物及呕吐物流出;痰稠不易吸出,则要行气管切开,必要时吸氧,以使动脉血氧饱和度维持在 90%以上。

(3)意识障碍或消化道出血者宜禁食 24~48 小时,发病后 3 天,仍不能进食者,应鼻饲以确保营养。过度烦躁不安的患者可适量用镇静药。

(4)注意口腔护理,保持大便通畅,留置尿管的患者应做膀胱冲洗以预防尿路感染。加强护理,经常翻身,预防压疮,保持肢体功能位置。

(5)注意水、电解质平衡,加强营养。注意补钾,液体量应控制在 2 000 mL/d 左右,或以尿量加 500 mL 来估算,不能进食者鼻饲各种营养品。对于频繁呕吐、胃肠道功能减弱或有严重的应激性溃疡者,应考虑给予肠外营养。如有高热、多汗、呕吐或腹泻者,可适当增加入液量,或 10%脂肪乳 500 mL 静脉滴注,每天 1 次。如需长期采用鼻饲,应考虑胃造瘘术。

(6)脑出血急性期血糖含量增高可以是原有糖尿病的表现或是应激反应。高血糖和低血糖都能加重脑损伤。当患者血糖含量增高超过 11.1 mmol/L 时,应立即给予胰岛素治疗,将血糖控制在8.3 mmol/L 以下。同时应监测血糖,若发生低血糖,可用葡萄糖口服或注射纠正低血糖。

2.亚低温治疗

能够减轻脑水肿,减少自由基的产生,促进神经功能缺损恢复,改善患者预后。降温方法:立即行气管切开,静脉滴注冬眠肌松合剂(0.9%氯化钠注射液 500 mL+氯丙嗪 100 mg+异丙嗪 100 mg),同时冰毯机降温。行床旁监护仪连续监测体温(T)、心率(HR)、血压(BP)、呼吸(R)、脉搏(P)、血氧饱和度(SPO_2)、颅内压(ICP)。直肠温度(RT)维持在 34~36 ℃,持续 3~5 天。冬眠肌松合剂用量和速度根据患者 T、HR、BP、肌张力等调节。保留自主呼吸,必要时应用同步呼吸机辅助呼吸,维持 SPO_2 在 95%以上,10~12 小时将 RT 降至 34~36 ℃。当 ICP 降至正常后 72 小时,停止亚低温治疗。采用每天恢复1~2 ℃,复温速度不超过0.1 ℃/h。在24~48 小时内,将患者 RT 复温至 36.5~37 ℃。局部亚低温治疗实施越早,效果越好,建议在脑出血发病 6 小时内使用,治疗时间最好持续 48~72 小时。

(二)调控血压和防止再出血

脑出血患者一般血压都高,甚至比平时更高,这是因为颅内压增高时机体保证脑组织供血的代偿性反应,当颅内压下降时血压亦随之下降,因此一般不应使用降血压药物,尤其是注射利血平等强有力降压剂。目前理想的血压控制水平还未确定,主张采取个体化原则,应根据患者年龄、病前有无高血压、病后血压情况等确定适宜血压水平。但血压过高时,容易增加再出血的危险性,则应及时控制高血压。一般来说,收缩压≥26.7 kPa(200 mmHg),舒张压≥15.3 kPa(115 mmHg)时,应降血压治疗,使血压控制于治疗前原有血压水平或略高水平。收缩压≤24.0 kPa(180 mmHg)或舒张压≤15.3 kPa(115 mmHg)时,或平均动脉压≤17.3 kPa(130 mmHg)时可暂不使用降压药,但需密切观察。收缩压在24.0～30.7 kPa(180～230 mmHg)或舒张压在14.0～18.7 kPa(105～140 mmHg)宜口服卡托普利、美托洛尔等降压药,收缩压24.0 kPa(180 mmHg)以内或舒张压14.0 kPa(105 mmHg)以内,可观察而不用降压药。急性期过后(约2周),血压仍持续过高时可系统使用降压药,急性期血压急骤下降表明病情严重,应给予升压药物以保证足够的脑供血量。

止血剂及凝血剂对脑出血并无效果,但如合并消化道出血或有凝血障碍时仍可使用。消化道出血时,还可经胃管鼻饲或口服云南白药、三七粉、氢氧化铝凝胶和/或冰牛奶、冰盐水等。

(三)控制脑水肿

脑出血后48小时水肿达到高峰,维持3～5天或更长时间后逐渐消退。脑水肿可使ICP增高和导致脑疝,是影响功能恢复的主要因素和导致早期死亡的主要死因。积极控制脑水肿、降低ICP是脑出血急性期治疗的重要环节,必要时可行ICP监测。治疗目标是使ICP降至2.7 kPa(20 mmHg)以下,脑灌注压大于9.3 kPa(70 mmHg),应首先控制可加重脑水肿的因素,保持呼吸道通畅,适当给氧,维持有效脑灌注,限制液体和盐的入量等。应用皮质类固醇减轻脑出血后脑水肿和降低ICP,其有效证据不充分;脱水药只有短暂作用,常用20%甘露醇、利尿药如呋塞米等。

1.20%甘露醇

20%甘露醇为渗透性脱水药,可在短时间内使血浆渗透压明显升高,形成血与脑组织间渗透压差,使脑组织间液水分向血管内转移,经肾脏排出,每8 g甘露醇可由尿带出水分100 mL,用药后20～30分钟开始起效,2～3小时作用达峰。常用剂量125～250 mL,1次/6～8小时,疗程为7～10天。如患者出现脑疝征象可快速加压经静脉或颈动脉推注,可暂时缓解症状,为术前准备赢得时间。冠心病、心肌梗死、心力衰竭和肾功能不全者慎用,注意用药不当可诱发肾衰竭和水盐及电解质失衡。因此,在应用甘露醇脱水时,一定要严密观察患者尿量、血钾和心肾功能,一旦出现尿少、血尿、无尿时应立即停用。

2.利尿剂

呋塞米注射液较常用,脱水作用不如甘露醇,但可抑制脑脊液产生,用于心肾功能不全不能用甘露醇的患者,常与甘露醇合用,减少甘露醇用量。每次20～40 mg,每天2～4次,静脉注射。

3.甘油果糖氯化钠注射液

该药为高渗制剂,通过高渗透性脱水,能使脑水分含量减少,降低颅内压。本品降低颅内压作用起效较缓,持续时间较长,可与甘露醇交替使用。推荐剂量为每次250～500 mL,每天1～2次,静脉滴注,连用7天左右。

4.10%人血清蛋白

通过提高血浆胶体渗透压发挥对脑组织脱水降颅压作用,改善病灶局部脑组织水肿,作用持久。适用于低蛋白血症的脑水肿伴高颅压的患者。推荐剂量每次10～20 g,每天1～2次,静脉滴注。该药可增加心脏负担,心功能不全者慎用。

5.地塞米松

地塞米松可防止脑组织内星形胶质细胞肿胀,降低毛细血管通透性,维持血-脑屏障功能。抗脑水肿作用起效慢,用药后12～36小时起效。剂量每天10～20 mg,静脉滴注。由于易并发感染或使感染扩散,可促进或加重应激性上消化道出血,影响血压和血糖控制等,临床不主张常规使用,病情危重、不伴上消化道出血者可早期短时间应用。

若药物脱水、降颅压效果不明显,出现颅高压危象时可考虑转外科手术开颅减压。

(四)控制感染

发病早期或病情较轻时通常不需使用抗生素,老年患者合并意识障碍易并发肺部感染,合并吞咽困难易发生吸入性肺炎,尿潴留或导尿易合并尿路感染,可根据痰液或尿液培养、药物敏感试验等选用抗生素治疗。

(五)维持水电解质平衡

患者液体的输入量最好根据其中心静脉压(CVP)和肺毛细血管楔压(PCWP)来调整,CVP保持在0.7～1.2 kPa(5～12 mmHg)或者PCWP维持在1.3～1.9 kPa(10～14 mmHg)。无此条件时每天液体输入量可按前1天尿量＋

500 mL 估算。每天补钠 50～70 mmol/L，补钾 40～50 mmol/L，糖类 13.5～18 g。使用液体种类应以 0.9％氯化钠注射液或复方氯化钠注射液（林格液）为主，避免用高渗糖水，若用糖时可按每 4 g 糖加 1 U 胰岛素后再使用。由于患者使用大量脱水药、进食少、合并感染等原因，极易出现电解质紊乱和酸碱失衡，应加强监护和及时纠正，意识障碍患者可通过鼻饲管补充足够热量的营养和液体。

（六）对症治疗

1.中枢性高热

宜先行物理降温，如头部、腋下及腹股沟区放置冰袋，戴冰帽或睡冰毯等。效果不佳者可用多巴胺受体激动剂如溴隐亭 3.75 mg/d，逐渐加量至 7.5～15.0 mg/d，分次服用。

2.痫性发作

可静脉缓慢推注（注意患者呼吸）地西泮 10～20 mg，控制发作后可予卡马西平片，每次100 mg，每天 2 次。

3.应激性溃疡

丘脑、脑干出血患者常合并应激性溃疡和引起消化道出血，机制不明，可能是出血影响边缘系统、丘脑、丘脑下部及下行自主神经纤维，使肾上腺皮质激素和胃酸分泌大量增加，黏液分泌减少及屏障功能削弱。常在病后第 2～14 天突然发生，可反复出现，表现呕血及黑便，出血量大时常见烦躁不安、口渴、皮肤苍白、湿冷、脉搏细速、血压下降、尿量减少等外周循环衰竭表现。可采取抑制胃酸分泌和加强胃黏膜保护治疗，用 H_2 受体阻滞剂如：①雷尼替丁，每次 150 mg，每天2 次，口服。②西咪替丁，0.4～0.8 g/d，加入 0.9％氯化钠注射液，静脉滴注。③注射用奥美拉唑钠，每次 40 mg，每 12 小时静脉注射 1 次，连用 3 天。还可用硫糖铝，每次 1 g，每天 4 次，口服；或氢氧化铝凝胶，每次 40～60 mL，每天 4 次，口服。若发生上消化道出血可用去甲肾上腺素4～8 mg加冰盐水 80～100 mL，每天4～6 次，口服；云南白药，每次 0.5 g，每天 4 次，口服。保守治疗无效时可在胃镜下止血，须注意呕血引起窒息，并补液或输血维持血容量。

4.心律失常

心房颤动常见，多见于病后前 3 天。心电图复极改变常导致易损期延长，易损期出现的期前收缩可导致室性心动过速或心室颤动。这可能是脑出血患者易发生猝死的主要原因。心律失常影响心排血量，降低脑灌注压，可加重原发脑病变，影响预后。应注意改善冠心病患者的心肌供血，给予常规抗心律失常治疗，及时纠正电解质紊乱，可试用 β 受体阻滞剂和钙通道阻滞剂治疗，维护心脏功能。

5.大便秘结

脑出血患者,由于卧床等原因,常会出现便秘。用力排便时腹压增高,从而使颅内压升高,可加重脑出血症状。便秘时腹胀不适,使患者烦躁不安,血压升高,亦可使病情加重,故脑出血患者便秘的护理十分重要。便秘可用甘油灌肠剂(支),患者侧卧位插入肛门内 6～10 cm,将药液缓慢注入直肠内 60 mL,5～10 分钟即可排便;缓泻剂如酚酞 2 片,每晚口服,亦可用中药番泻叶3～9 g 泡服。

6.稀释性低钠血症

稀释性低钠血症又称血管升压素分泌异常综合征,10%的脑出血患者可发生。因血管升压素分泌减少,尿排钠增多,血钠降低,可加重脑水肿,每天应限制水摄入量在800～1 000 mL,补钠 9～12 g;宜缓慢纠正,以免导致脑桥中央髓鞘溶解症。另有脑耗盐综合征,是心钠素分泌过高导致低钠血症,应输液补钠治疗。

7.下肢深静脉血栓形成

急性脑卒中患者易并发下肢和瘫痪肢体深静脉血栓形成,患肢进行性水肿和发硬,肢体静脉血流图检查可确诊。勤翻身、被动活动或抬高瘫痪肢体可预防;治疗可用肝素 5 000 U,静脉滴注,每天 1 次;或低分子量肝素,每次 4 000 U,皮下注射,每天 2 次。

(七)外科治疗

外科治疗可挽救重症患者的生命及促进神经功能恢复,手术宜在发病后6～24 小时进行,预后直接与术前意识水平有关,昏迷患者通常手术效果不佳。

1.手术指征

(1)脑叶出血:患者清醒、无神经障碍和小血肿(＜20 mL)者,不必手术,可密切观察和随访。患者意识障碍、大血肿和在 CT 片上有占位征,应手术。

(2)基底节和丘脑出血:大血肿、神经障碍者应手术。

(3)脑桥出血:原则上内科治疗。但对非高血压性脑桥出血如海绵状血管瘤,可手术治疗。

(4)小脑出血:血肿直径≥2 cm 者应手术,特别是合并脑积水、意识障碍、神经功能缺失和占位征者。

2.手术禁忌证

(1)深昏迷患者(GCS 3～5 级)或去大脑强直。

（2）生命体征不稳定，如血压过高、高热、呼吸不规则，或有严重系统器质病变者。

（3）脑干出血。

（4）基底节或丘脑出血影响到脑干。

（5）病情发展急骤，发病数小时即深昏迷者。

3.常用手术方法

（1）小脑减压术：是高血压性小脑出血最重要的外科治疗，可挽救生命和逆转神经功能缺损，病程早期患者处于清醒状态时手术效果好。

（2）开颅血肿清除术：占位效应引起中线结构移位和初期脑疝时外科治疗可能有效。

（3）钻孔扩大骨窗血肿清除术。

（4）钻孔微创颅内血肿清除术。

（5）脑室出血脑室引流术。

（八）早期康复治疗

原则上应尽早开始。在神经系统症状不再进展，没有严重精神、行为异常，生命体征稳定，没有严重的并发症、合并症时即可开始康复治疗的介入，但需注意康复方法的选择。早期康复治疗对恢复患者的神经功能，提高生活质量是十分有利的。早期对瘫痪肢体进行按摩及被动运动，开始有主动运动时即应根据康复要求按阶段进行训练，以促进神经功能恢复，避免出现关节挛缩、肌肉萎缩和骨质疏松；对失语患者需加强言语康复训练。

（九）加强护理，防治并发症

常见的并发症有肺部感染、上消化道出血、吞咽困难和水电解质紊乱、下肢静脉血栓形成、肺栓塞、肺水肿、冠状动脉性疾病和心肌梗死、心脏损伤、痫性发作等。脑出血预后与急性期护理有直接关系，合理的护理措施十分重要。

1.体位

头部抬高 15°～30°角，既能保持脑血流量，又能保持呼吸道通畅。切忌无枕仰卧。凡意识障碍患者宜采用侧卧位，头稍前屈，以利口腔分泌物流出。

2.饮食与营养

营养不良是脑出血患者常见的易被忽视的并发症，应充分重视。重症意识障碍患者急性期应禁食1～2天，静脉补给足够能量与维生素，发病48小时后若无活动性消化道出血，可鼻饲流质饮食，应考虑营养合理搭配与平衡。患者意识转清、咳嗽反射良好、能吞咽时可停止鼻饲,应注意喂食时宜取45°角半卧位,食物宜做成糊状,流质饮料均应选用茶匙喂食,喂食出现呛咳可拍背。

3.呼吸道护理

脑出血患者应保持呼吸道通畅和足够通气量,意识障碍或脑干功能障碍患者应行气管插管,指征是 $PaO_2 < 8.0$ kPa(60 mmHg)、$PaCO_2 > 6.7$ kPa(50 mmHg)或有误吸危险者。鼓励勤翻身、拍背,鼓励患者尽量咳嗽,咳嗽无力痰多时可超声雾化治疗,呼吸困难、呼吸道痰液多、经鼻抽吸困难者可考虑气管切开。

4.压疮防治与护理

昏迷或完全性瘫痪患者易发生压疮,预防措施包括定时翻身,保持皮肤干燥清洁,在骶部、足跟及骨隆起处加垫气圈,经常按摩皮肤及活动瘫痪肢体促进血液循环,皮肤发红可用70%乙醇溶液或温水轻柔,涂以3.5%安息香酊。

七、预后与预防

(一)预后

脑出血的预后与出血量、部位、病因及全身状况等有关。脑干、丘脑及大量脑室出血预后差。脑水肿、颅内压增高及脑疝、并发症及脑-内脏(脑-心、脑-肺、脑-肾、脑-胃肠)综合征是致死的主要原因。早期多死于脑疝,晚期多死于中枢性衰竭、肺炎和再出血等继发性并发症。影响本病的预后因素有:①年龄较大;②昏迷时间长和程度深;③颅内压高和脑水肿重;④反复多次出血和出血量大;⑤小脑、脑干出血;⑥神经体征严重;⑦出血灶多和生命体征不稳定;⑧伴癫痫发作、去大脑皮质强直或去大脑强直;⑨伴有脑-内脏联合损害;⑩合并代谢性酸中毒、代谢障碍或电解质紊乱者,预后差。及时给予正确的中西医结合治疗和内外科治疗,可大大改善预后,减少病死率和致残率。

(二)预防

总的原则是定期体检,早发现、早预防、早治疗。脑出血是多危险因素所致的疾病。研究证明,高血压是最重要的独立危险因素,心脏病、糖尿病是肯定的危险因素。多种危险因素之间存在错综复杂的相关性,它们互相渗透、互相作用、互为因果,从而增加了脑出血的危险性,也给预防和治疗带来困难。目前,我国仍存在对高血压知晓率低、用药治疗率低和控制率低等"三低"现象,恰与我国脑卒中患病率高、致残率高和病死率高等"三高"现象形成鲜明对比。因此,加强高血压的防治宣传教育是非常必要的。在高血压治疗中,轻型高血压可选用尼群地平和吲达帕胺，对其他类型的高血压则应根据病情选用钙通道阻滞剂、β受体阻滞剂、血管紧张素转化酶抑制剂（ACEI）、利尿剂等联合治疗。

有些危险因素是先天决定的，而且是难以改变甚至不能改变的（如年龄、性别）；有些危险因素是环境造成的，很容易预防（如感染）；有些是人们生活行为的方式，是完全可以控制的（如抽烟、酗酒）；还有些疾病常常是可治疗的（如高血压）。虽然大部分高血压患者都接受过降压治疗，但规范性、持续性差，这样非但没有起到降低血压、预防脑出血的作用，反而使血压忽高忽低，易于引发脑出血。所以控制血压除进一步普及治疗外，重点应放在正确的治疗方法上。预防工作不可简单、单一化，要采取突出重点、顾及全面的综合性预防措施，才能有效地降低脑出血的发病率、病死率和复发率。

除针对危险因素进行预防外，日常生活中须注意经常锻炼、戒烟酒，合理饮食，调理情绪。饮食上提倡"五高三低"，即高蛋白质、高钾、高钙、高纤维素、高维生素及低盐、低糖、低脂。锻炼要因人而异，方法灵活多样，强度不宜过大，避免激烈运动。

第二节　蛛网膜下腔出血

蛛网膜下腔出血（subarachnoid hemorrhage，SAH）是指脑表面或脑底部的血管自发破裂，血液流入蛛网膜下腔，伴或不伴颅内其他部位出血的一种急性脑血管疾病。本病可分为原发性、继发性和外伤性。原发性 SAH 是指脑表面或脑底部的血管破裂出血，血液直接或基本直接流入蛛网膜下腔所致，称特发性蛛网膜下腔出血或自发性蛛网膜下腔出血（idiopathic subarachnoid hemorrhage，ISAH），约占急性脑血管疾病的 15％左右，是神经科常见急症之一；继发性 SAH 则为脑实质内、脑室、硬脑膜外或硬脑膜下的血管破裂出血，血液穿破脑组织进入脑室或蛛网膜下腔者；外伤引起的概称外伤性 SAH，常伴发于脑挫裂伤。SAH 临床表现为急骤起病的剧烈头痛、呕吐、精神或意识障碍、脑膜刺激征和血性脑脊液。SAH 的年发病率世界各国各不相同，中国约为 5/10 万，美国为（6～16）/10 万，德国约为 10/10 万，芬兰约为 25/10 万，日本约为 25/10 万。

一、病因与发病机制

(一)病因

SAH 的病因很多,以动脉瘤为最常见,包括先天性动脉瘤、高血压动脉硬化性动脉瘤、夹层动脉瘤和感染性动脉瘤等,其他如脑血管畸形、脑底异常血管网、结缔组织病、脑血管炎等。75%～85%的非外伤性 SAH 患者为颅内动脉瘤破裂出血,其中,先天性动脉瘤发病多见于中青年;高血压动脉硬化性动脉瘤为梭形动脉瘤,约占 13%,多见于老年人。脑血管畸形占第 2 位,以动静脉畸形最常见,约占 15%,常见于青壮年。其他如烟雾病、感染性动脉瘤、颅内肿瘤、结缔组织病、垂体卒中、脑血管炎、血液病及凝血障碍性疾病、妊娠并发症等均可引起SAH。近年发现约 15%的 ISAH 患者病因不清,即使 DSA 检查也未能发现SAH 的病因。

1.动脉瘤

近年来,对先天性动脉瘤与分子遗传学的多个研究支持 I 型胶原蛋白 α_2 链基因和弹力蛋白基因是先天性动脉瘤最大的候补基因。颅内动脉瘤好发于Willis 环及其主要分支的血管分叉处,其中位于前循环颈内动脉系统者约占85%,位于后循环基底动脉系统者约占 15%。对此类动脉瘤的研究证实,血管壁的最大压力来自沿血流方向上的血管分叉处的尖部。随着年龄增长,在血压增高、动脉瘤增大,更由于血流涡流冲击和各种危险因素的综合因素作用下,出血的可能性也随之增大。颅内动脉瘤体积的大小与有无蛛网膜下腔出血相关,直径<3 mm 的动脉瘤,SAH 的风险小;直径>7 mm 的动脉瘤,SAH 的风险高。对于未破裂的动脉瘤,每年发生动脉瘤破裂出血的危险性介于 1%～2%。曾经破裂过的动脉瘤有更高的再出血率。

2.脑血管畸形

脑血管畸形以动静脉畸形最常见,且 90%以上位于小脑幕上。脑血管畸形是胚胎发育异常形成的畸形血管团,血管壁薄,在有危险因素的条件下易诱发出血。

3.高血压动脉硬化性动脉瘤

长期高血压动脉粥样硬化导致脑血管弯曲多,侧支循环多,管径粗细不均,且脑内动脉缺乏外弹力层,在血压增高、血流涡流冲击等因素影响下,管壁薄弱的部分逐渐向外膨胀形成囊状动脉瘤,极易破裂出血。

4.其他病因

动脉炎或颅内炎症可引起血管破裂出血,肿瘤可直接侵袭血管导致出血。

脑底异常血管网形成后可并发动脉瘤,一旦破裂出血可导致反复发生的脑实质内出血或 SAH。

(二)发病机制

蛛网膜下腔出血后,血液流入蛛网膜下腔淤积在血管破裂相应的脑沟和脑池中,并可下流至脊髓蛛网膜下腔,甚至逆流至第四脑室和侧脑室,引起一系列变化,主要包括:①颅内容积增加。血液流入蛛网膜下腔使颅内容积增加,引起颅内压增高,血液流入量大者可诱发脑疝。②化学性脑膜炎。血液流入蛛网膜下腔后直接刺激血管,使白细胞崩解释放各种炎症介质。③血管活性物质释放。血液流入蛛网膜下腔后,血细胞破坏产生各种血管活性物质(氧合血红蛋白、5-羟色胺、血栓烷 A_2、肾上腺素、去甲肾上腺素)刺激血管和脑膜,使脑血管发生痉挛和蛛网膜颗粒粘连。④脑积水。血液流入蛛网膜下腔在颅底或逆流入脑室发生凝固,造成脑脊液回流受阻引起急性阻塞性脑积水和颅内压增高;部分红细胞随脑脊液流入蛛网膜颗粒并溶解,使其阻塞,引起脑脊液吸收减慢,最后产生交通性脑积水。⑤下丘脑功能紊乱。血液及其代谢产物直接刺激下丘脑引起神经内分泌紊乱,引起发热、血糖含量增高、应激性溃疡、肺水肿等。⑥脑心综合征。急性高颅压或血液直接刺激下丘脑、脑干,导致自主神经功能亢进,引起急性心肌缺血、心律失常等。

二、病理

肉眼可见脑表面呈紫红色,覆盖有薄层血凝块;脑底部的脑池、脑桥小脑三角及小脑延髓池等处可见更明显的血块沉积,甚至可将颅底的血管、神经埋没。血液可穿破脑底面进入第三脑室和侧脑室。脑底大量积血或脑室内积血可影响脑脊液循环出现脑积水,约 5% 的患者,由于部分红细胞随脑脊液流入蛛网膜颗粒并使其堵塞,引起脑脊液吸收减慢而产生交通性脑积水。蛛网膜及软膜增厚、色素沉着,脑与神经、血管间发生粘连。脑脊液呈血性。血液在蛛网膜下腔的分布,以出血量和范围分为弥散型和局限型。前者出血量较多,穹隆面与基底面蛛网膜下腔均有血液沉积;后者血液则仅存于脑底池。40%～60% 的脑标本并发脑内出血。出血的次数越多,并发脑内出血的比例越大。并发脑内出血的发生率第 1 次约39.6%,第 2 次约 55%,第 3 次达 100%。出血部位随动脉瘤的部位而定。动脉瘤好发于 Willis 环的血管上,尤其是动脉分叉处,可单发或多发。

三、临床表现

SAH 发生于任何年龄,发病高峰多在 30～60 岁;50 岁后,ISAH 的危险性有随年龄的增加而升高的趋势。男女在不同的年龄段发病不同,10 岁前男性的发病率较高,男女比为 4:1;40～50 岁时,男女发病相等;70～80 岁时,男女发病率之比高达 1:10。临床主要表现为剧烈头痛、脑膜刺激征阳性、血性脑脊液。在严重病例中,患者可出现意识障碍,从嗜睡至昏迷不等。

(一)症状与体征

1.先兆及诱因

先兆通常是不典型头痛或颈部僵硬,部分患者有病侧眼眶痛、轻微头痛、动眼神经麻痹等表现,主要由少量出血造成;70% 的患者存在上述症状数天或数周后出现严重出血,但绝大部分患者起病急骤,无明显先兆。常见诱因有过量饮酒、情绪激动、精神紧张、剧烈活动、用力状态等,这些诱因均能增加 ISAH 的风险性。

2.一般表现

出血量大者,当天体温即可升高,可能与下丘脑受影响有关;多数患者于2～3 天后体温升高,多属于吸收热;SAH 后患者血压增高,1～2 周病情趋于稳定后逐渐恢复病前血压。

3.神经系统表现

绝大部分患者有突发持续性剧烈头痛。头痛位于前额、枕部或全头,可扩散至颈部、腰背部;常伴有恶心、呕吐。呕吐可反复出现,是由颅内压急骤升高和血液直接刺激呕吐中枢所致。如呕吐物为咖啡色样胃内容物则提示上消化道出血,预后不良。头痛部位各异,轻重不等,部分患者类似眼肌麻痹型偏头痛。有48%～81% 的患者可出现不同程度的意识障碍,轻者嗜睡,重者昏迷,多逐渐加深。意识障碍的程度、持续时间及意识恢复的可能性均与出血量、出血部位及有无再出血有关。

部分患者以精神症状为首发或主要的临床症状,常表现为兴奋、躁动不安、定向障碍,甚至谵妄和错乱;少数可出现迟钝、淡漠、抗拒等。精神症状可由大脑前动脉或前交通动脉附近的动脉瘤破裂引起,大多在病后1～5 天出现,但多数在数周内自行恢复。癫痫发作较少见,多发生在出血时或出血后的急性期,国外发生率为6%～26.1%,国内资料为 10%～18.3%。在一项 SAH 的大宗病例报道中,大约有 15% 的动脉瘤性 SAH 表现为癫痫。癫痫可为局限性抽搐或全身强直-阵挛性发作,多见于脑血管畸形引起者,出血部位多在天幕上,多由于血液刺激大脑皮质所致,患者有反复发作倾向。部分患者由于血液流入脊髓蛛网膜下腔可出现神经根刺激症状,如腰背痛。

4.神经系统体征

(1)脑膜刺激征:为 SAH 的特征性体征,包括头痛、颈强直、Kernig 征和布鲁津斯基征(Brudzinski 征)阳性。常于起病后数小时至 6 天内出现,持续 3～4 周。颈强直发生率最高(6％～100％)。另外,应当注意临床上有少数患者可无脑膜刺激征,如老年患者,可能因蛛网膜下腔扩大等老年性改变和痛觉不敏感等因素,往往使脑膜刺激征不明显,但意识障碍仍可较明显,老年人的意识障碍可达 90％。

(2)脑神经损害:以第Ⅱ、Ⅲ对脑神经最常见,其次为第Ⅴ、Ⅵ、Ⅶ、Ⅷ对脑神经,主要由于未破裂的动脉瘤压迫或破裂后的渗血、颅内压增高等直接或间接损害引起。少数患者有一过性肢体单瘫、偏瘫、失语,早期出现者多因出血破入脑实质和脑水肿所致;晚期多由于迟发性脑血管痉挛引起。

(3)眼症状:SAH 的患者中,17％有玻璃体膜下出血,7％～35％有视盘水肿。视网膜下出血及玻璃体下出血是诊断 SAH 有特征性的体征。

(4)局灶性神经功能缺失:如有局灶性神经功能缺失有助于判断病变部位,如突发头痛伴眼睑下垂者,应考虑载瘤动脉可能是后交通动脉或小脑上动脉。

(二)SAH 并发症

1.再出血

在脑血管疾病中,最易发生再出血的疾病是 SAH,国内文献报道再出血率为 24％左右。再出血临床表现严重,病死率远远高于第 1 次出血,一般发生在第 1 次出血后 10～14 天,2 周内再发生率占再发病例的 54％～80％。近期再出血病死率为 41％～46％,甚至更高。再发出血多因动脉瘤破裂所致,通常在病情稳定的情况下,突然头痛加剧、呕吐、癫痫发作,并迅速陷入深昏迷,瞳孔散大,对光反射消失,呼吸困难甚至停止。神经定位体征加重或脑膜刺激征明显加重。

2.脑血管痉挛

脑血管痉挛(CVS)是 SAH 发生后出现的迟发性大、小动脉的痉挛狭窄,以后者更多见。典型的血管痉挛发生在出血后 3～5 天,于 5～10 天达高峰,2～3 周逐渐缓解。在大多数研究中,血管痉挛发生率在 25％～30％。早期可逆性 CVS 多在蛛网膜下腔出血后 30 分钟内发生,表现为短暂的意识障碍和神经功能缺失。70％的 CVS 在蛛网膜下腔出血后 1～2 周发生,尽管及时干预治疗,但仍有约 50％有症状的 CVS 患者将会进一步发展为脑梗死。因此,CVS 的治疗关键在预防。血管痉挛发作的临床表现通常是头痛加重或意识状态下降,除发热和脑膜刺激征外,也可表现局灶性的神经功能损害体征,但不常见。尽管导致血管痉挛的许多潜在危险因素已经确定,但 CT 扫描所见的蛛网膜下腔出血的数量和部位是最主要的危险因素。基底池内有厚层血块的患者比仅有少量出血的患者更容易发展为血管痉挛。虽然国内外均有大量的临床观察和实验数据,但是 CVS 的机制仍不确定。蛛网膜下腔出血本身或其降解产物中的一种或多种成分可能是导致 CVS 的原因。

CVS 的检查常选择 TCD 和 DSA 检查。TCD 有助于血管痉挛的诊断。TCD 血液流速峰值大于 200 cm/s 和/或平均流速大于 120 cm/s 时能很好地与血管造影显示的严重血管痉挛相符。值得提出的是,TCD 只能测定颅内血管系统中特定深度的血管段。测得数值的准确性在一定程度上依赖于超声检查者的经验。动脉插管血管造影诊断 CVS 较 TCD 更为敏感。CVS 患者行血管造影的价值不仅用于诊断,更重要的目的是血管内治疗。动脉插管血管造影为有创检查,价格较昂贵。

3.脑积水

大约 25% 的动脉瘤性蛛网膜下腔出血患者由于出血量大、速度快,血液大量涌入第三脑室、第四脑室并凝固,使第四脑室的外侧孔和正中孔受阻,可引起急性梗阻性脑积水,导致颅内压急剧升高,甚至出现脑疝而死亡。急性脑积水常发生于起病数小时至 2 周内,多数患者在 1~2 天内意识障碍呈进行性加重,神经症状迅速恶化,生命体征不稳定,瞳孔散大。颅脑 CT 检查可发现阻塞上方的脑室明显扩大等脑室系统有梗阻表现,此类患者应迅速进行脑室引流术。慢性脑积水是 SAH 后 3 周至 1 年内发生的脑积水,原因可能为蛛网膜下腔出血刺激脑膜,引起无菌性炎症反应形成粘连,阻塞蛛网膜下腔及蛛网膜绒毛而影响脑脊液的吸收与回流,以脑脊液吸收障碍为主,病理切片可见蛛网膜增厚纤维变性,室管膜破坏及脑室周围脱髓鞘改变。Johnston 认为脑脊液的吸收与蛛网膜下腔和上矢状窦的压力差以及蛛网膜绒毛颗粒的阻力有关。当脑外伤后颅内压增高时,上矢状窦的压力随之升高,使蛛网膜下腔和上矢状窦的压力差变小,从而使蛛网膜绒毛微小管系统受压甚至关闭,直接影响脑脊液的吸收。由于脑脊液的积蓄造成脑室内静水压升高,致使脑室进行性扩大。因此,慢性脑积水的初期,患者的颅内压是高于正常的,及至脑室扩大到一定程度之后,由于加大了吸收面,才渐使颅内压下降至正常范围,故临床上称之为正常颅压脑积水。但由于脑脊液的静水压已超过脑室壁所能承受的压力,使脑室不断继续扩大、脑萎缩加重而致进行性痴呆。

4.自主神经及内脏功能障碍

自主神经及内脏功能障碍常因下丘脑受出血、脑血管痉挛和颅内压增高的损伤所致,临床可并发心肌缺血或心肌梗死、急性肺水肿、应激性溃疡。这些并发症被认为是由于交感神经过度活跃或迷走神经张力过高所致。

5.低钠血症

尤其是重症 SAH 常影响下丘脑功能,而导致有关水盐代谢激素的分泌异常。目前,关于低钠血症发生的病因有两种机制,即血管升压素分泌异常综合征(syndrome of inappropriate antidiuretic hormone,SIADH)和脑性耗盐综合征(cerebral salt-wasting syndrome,CSWS)。

SIADH 理论是 1957 年由 Bartter 等提出的,该理论认为,低钠血症产生的原因是由于各种创伤性刺激作用于下丘脑,引起血管升压素(ADH)分泌过多,或血管升压素渗透性调节异常,丧失了低渗对 ADH 分泌的抑制作用,而出现持续性 ADH 分泌。肾脏远曲小管和集合管重吸收水分的作用增强,引起水潴留、血钠被稀释及细胞外液增加等一系列病理生理变化。同时,促肾上腺皮质激素(ACTH)相对分泌不足,血浆 ACTH 降低,醛固酮分泌减少,肾小管排钾保钠功能下降,尿钠排出增多。细胞外液增加和尿、钠丢失的后果是血浆渗透压下降和稀释性低血钠,尿渗透压高于血渗透压,低钠而无脱水,中心静脉压增高的一种综合征。若进一步发展,将导致水分从细胞外向细胞内转移、细胞水肿及代谢功能异常。当血钠<120 mmol/L时,可出现恶心、呕吐、头痛;当血钠<110 mmol/L时可发生嗜睡、躁动、谵语、肌张力低下、腱反射减弱或消失甚至昏迷。

但 20 世纪 70 年代末以来,越来越多的学者发现,发生低钠血症时,患者多伴有尿量增多和尿钠排泄量增多,而血中 ADH 并无明显增加。这使得脑性耗盐综合征的概念逐渐被接受。SAH 时,CSWS 的发生可能与脑钠肽(BNP)的作用有关。下丘脑受损时可释放出 BNP,脑血管痉挛也可使 BNP 升高。BNP 的生物效应类似心房钠尿肽,有较强的利钠和利尿反应。CSWS 时可出现厌食、恶心、呕吐、无力、直立性低血压、皮肤无弹性、眼球内陷、心率增快等表现。诊断依据:细胞外液减少,负钠平衡,水摄入与排出率<1,肺动脉楔压<1.1 kPa(8 mmHg),中央静脉压<0.8 kPa(6 mmHg),体重减轻。Ogawasara 提出每天对 CSWS 患者定时测体重和中央静脉压是诊断 CSWS 和鉴别 SIADH 最简单和实用的方法。

四、辅助检查

(一)脑脊液检查

目前,脑脊液(CSF)检查尚不能被 CT 检查所完全取代。由于腰椎穿刺(LP)有诱发再出血和脑疝的风险,在无条件行 CT 检查和病情允许的情况下,或颅脑 CT 所见可疑时才可考虑谨慎施行 LP 检查。均匀一致的血性脑脊液是诊断 SAH 的金标准,脑脊液压力增高,蛋白含量增高,糖和氯化物水平正常。起初脑脊液中红、白细胞比例与外周血基本一致(700∶1),12 小时后脑脊液开始变黄,2 天后因出现无菌性炎症反应,白细胞计数可增加,初为中性粒细胞,后为单核细胞和淋巴细胞。LP 阳性结果与穿刺损伤出血的鉴别很重要。通常是通过连续观察试管内红细胞计数逐渐减少的三管试验来证实,但采用脑脊液离心检查上清液黄变及匿血反应是更灵敏的诊断方法。脑脊液细胞学检查可见巨噬细胞内吞噬红细胞及碎片,有助于鉴别。

(二)颅脑 CT 检查

CT 检查是诊断蛛网膜下腔出血的首选常规检查方法。急性期颅脑 CT 检查快速、敏感,不但可早期确诊,还可判定出血部位、出血量、血液分布范围及动态观察病情进展和有无再出血迹象。急性期 CT 表现为脑池、脑沟及蛛网膜下腔呈高密度改变,尤以脑池局部积血有定位价值,但确定出血动脉及病变性质仍需借助于 DSA 检查。发病距 CT 检查的时间越短,显示蛛网膜下腔出血病灶部位的积血越清楚。Adams 观察发病当日 CT 检查显示阳性率为 95%,1 天后降至 90%,5 天后降至 80%,7 天后降至 50%。CT 显示蛛网膜下腔高密度出血征象,多见于大脑外侧裂池、前纵裂池、后纵裂池、鞍上池、和环池等。CT 增强扫描可能显示大的动脉瘤和血管畸形。须注意 CT 阴性并不能绝对排除 SAH。

部分学者依据 CT 扫描并结合动脉瘤好发部位推测动脉瘤的发生部位,如蛛网膜下腔出血以鞍上池为中心呈不对称向外扩展,提示颈内动脉瘤;外侧裂池基底部积血提示大脑中动脉瘤;前纵裂池基底部积血提示前交通动脉瘤;出血以脚间池为中心向前纵裂池和后纵裂池基底部扩散,提示基底动脉瘤。CT 显示弥漫性出血或局限于前部的出血发生再出血的风险较大,应尽早行 DSA 检查确定动脉瘤部位并早期手术。MRA 作为初筛工具具有无创、无风险的特点,但敏感性不如 DSA 检查高。

(三)数字减影血管造影

确诊 SAH 后应尽早行 DSA 检查,以确定动脉瘤的部位、大小、形状、数量、侧支循环和脑血管痉挛等情况,并可协助除外其他病因如动静脉畸形、烟雾病和炎性血管瘤等。大且不规则、分成小腔(为责任动脉瘤典型的特点)的动脉瘤可能是出血的动脉瘤。如发病之初脑血管造影未发现病灶,应在发病 1 个月后复查脑血管造影,可能会有新发现。DSA 可显示 80% 的动脉瘤及几乎 100% 的血管畸形,而且对发现继发性脑血管痉挛有帮助。脑动脉瘤大多数在 2～3 周再次破裂出血,尤以病后 6～8 天为高峰,因此对动脉瘤应早检查、早期手术治疗,如在发病后 2～3 天,脑水肿尚未达到高峰时进行手术则手术并发症少。

(四)MRI 检查

MRI 对蛛网膜下腔出血的敏感性不及 CT。急性期 MRI 检查还可能诱发再出血。但 MRI 可检出脑干隐匿性血管畸形;对直径 3～5 mm 的动脉瘤检出率可达 84%～100%,而由于空间分辨率较差,不能清晰显示动脉瘤颈和载瘤动脉,仍需行 DSA 检查。

(五)其他检查

心电图可显示 T 波倒置、Q-T 间期延长、出现高大 U 波等异常;血常规、凝血功能和肝功能检查可排除凝血功能异常方面的出血原因。

五、诊断与鉴别诊断

(一)诊断

根据以下临床特点,诊断 SAH 一般并不困难,如突然起病,主要症状为剧烈头痛,伴呕吐;可有不同程度的意识障碍和精神症状,脑膜刺激征明显,少数伴有脑神经及轻偏瘫等局灶症状;辅助检查 LP 为血性脑脊液,脑 CT 所显示的出血部位有助于判断动脉瘤。

临床分级:一般采用 Hunt-Hess 分级法(表 2-1)或世界神经外科联盟(WFNS)分级。前者主要用于动脉瘤引起 SAH 的手术适应证及预后判断的参考,Ⅰ～Ⅲ级应尽早行 DSA,积极术前准备,争取尽早手术;对Ⅳ～Ⅴ级先行血块清除术,待症状改善后再行动脉瘤手术。后者根据 GCS 评分和有无运动障碍进行分级(表 2-2),即Ⅰ级的 SAH 患者很少发生局灶性神经功能缺损;GCS≤12 分(Ⅳ～Ⅴ级)的患者,不论是否存在局灶神经功能缺损,并不影响其预后判断;对于 GCS 13～14 分(Ⅱ～Ⅲ级)的患者,局灶神经功能缺损是判断预后的补充条件。

表 2-1　Hunt-Hess 分级法(1968 年)

分类	标准
0 级	未破裂动脉瘤
Ⅰ级	无症状或轻微头痛
Ⅱ级	中-重度头痛、脑膜刺激征、脑神经麻痹
Ⅲ级	嗜睡、意识混浊、轻度局灶性神经体征
Ⅳ级	昏迷、中或重度偏瘫,有早期去大脑强直或自主神经功能紊乱
Ⅴ级	深昏迷、去大脑强直,濒死状态

注:凡有高血压、糖尿病、高度动脉粥样硬化、慢性肺部疾病等全身性疾病,或 DSA 呈现高度脑血管痉挛的病例,则向恶化阶段提高 1 级。

表 2-2　WFNS 的 SAH 分级(1988 年)

分类	GCS	运动障碍
Ⅰ级	15	无
Ⅱ级	14～13	无
Ⅲ级	14～13	有局灶性体征
Ⅳ级	12～7	有或无
Ⅴ级	6～3	有或无

注:GCS 评分。

(二)鉴别诊断

1.脑出血

脑出血深昏迷时与 SAH 不易鉴别,但脑出血多有局灶性神经功能缺失体征,如偏瘫、失语等,患者多有高血压病史。仔细的神经系统检查及脑 CT 检查有助于鉴别诊断。

2.颅内感染

颅内感染发病较 SAH 缓慢。各类脑膜炎起病初均先有高热,脑脊液呈炎性改变而有别于 SAH。进一步脑影像学检查,脑沟、脑池无高密度增高影改变。脑炎临床表现为发热、精神症状、抽搐和意识障碍,且脑脊液多正常或只有轻度白细胞数增高,只有脑膜出血时才表现为血性脑脊液;脑 CT 检查有助于鉴别诊断。

3.瘤卒中

依靠详细病史(如有慢性头痛、恶心、呕吐等)、体征和脑 CT 检查可以鉴别。

六、治疗

主要治疗原则：①控制继续出血，预防及解除血管痉挛，去除病因，防治再出血，尽早采取措施预防、控制各种并发症。②掌握时机尽早行 DSA 检查，如发现动脉瘤及动静脉畸形，应尽早行血管介入、手术治疗。

(一)一般处理

绝对卧床护理 4～6 周，避免情绪激动和用力排便，防治剧烈咳嗽，烦躁不安时适当应用止咳剂、镇静剂；稳定血压，控制癫痫发作。对于血性脑脊液伴脑室扩大者，必要时可行脑室穿刺和体外引流，但应掌握引流速度要缓慢。发病后应密切观察 GCS 评分，注意心电图变化，动态观察局灶性神经体征变化和进行脑功能监测。

(二)防止再出血

二次出血是本病的常见现象，故积极进行药物干预对防治再出血十分必要。蛛网膜下腔出血急性期脑脊液纤维素溶解系统活性增高，第 2 周开始下降，第 3 周后恢复正常。因此，选用抗纤维蛋白溶解药物抑制纤溶酶原的形成，具有防治再出血的作用。

1.6-氨基己酸

6-氨基己酸为纤维蛋白溶解抑制剂，可阻止动脉瘤破裂处凝血块的溶解，又可预防再破裂和缓解脑血管痉挛。每次 8～12 g 加入 10％葡萄糖盐水 500 mL 中静脉滴注，每天 2 次。

2.氨甲苯酸

氨甲苯酸又称抗血纤溶芳酸，能抑制纤溶酶原的激活因子，每次 200～400 mg，溶于葡萄糖注射液或 0.9％氯化钠注射液 20 mL 中缓慢静脉注射，每天 2 次。

3.氨甲环酸

氨甲环酸为氨甲苯酸的衍化物，抗血纤维蛋白溶酶的效价强于前两种药物，每次 250～500 mg 加入 5％葡萄糖注射液 250～500 mL 中静脉滴注，每天 1～2 次。

但近年的一些研究显示抗纤溶药虽有一定的防止再出血作用，但同时增加了缺血事件的发生，因此不推荐常规使用此类药物，除非凝血障碍所致出血时可考虑应用。

(三)降颅压治疗

蛛网膜下腔出血可引起颅内压升高、脑水肿，严重者可出现脑疝，应积极进行脱水降颅压治疗,主要选用 20％甘露醇静脉滴注,每次 125～250 mL,2～4 次/天;呋塞米入小壶,每次 20～80 mg,2～4 次/天;清蛋白 10～20 g/d,静脉滴注。药物治疗效果不佳或疑有早期脑疝时,可考虑脑室引流或颞肌下减压术。

(四)防治脑血管痉挛及迟发性缺血性神经功能缺损

目前认为脑血管痉挛引起迟发性缺血性神经功能缺损(delayed ischemic neurologic deficit,DIND)是动脉瘤性 SAH 最常见的死亡和致残原因。钙通道阻滞剂可选择性作用于脑血管平滑肌,减轻脑血管痉挛和 DIND。常用尼莫地平,每天 10 mg(50 mL),以每小时2.5～5.0 mL速度泵入或缓慢静脉滴注,5～14 天为 1 个疗程;也可选择尼莫地平,每次 40 mg,每天 3 次,口服。国外报道高血压-高血容量-血液稀释(hypertension-hypervolemia-hemodilution,3H)疗法可使大约 70％的患者临床症状得到改善。有数个报道认为与以往相比,"3H"疗法能够明显改善患者预后。增加循环血容量,提高平均动脉压,降低血细胞比容至 30％～50％,被认为能够使脑灌注达到最优化。3H 疗法必须排除已存在脑梗死、高颅压,并已夹闭动脉瘤后才能应用。

(五)防治急性脑积水

急性脑积水常发生于病后 1 周内,发生率为 9％～27％。急性阻塞性脑积水患者脑 CT 显示脑室急速进行性扩大,意识障碍加重,有效的疗法是行脑室穿刺引流和冲洗。但应注意防止脑脊液引流过度,维持颅内压在 2.0～4.0 kPa(15～30 mmHg),因过度引流会突然发生再出血。长期脑室引流要注意继发感染(脑炎、脑膜炎),感染率为 5％～10％。同时常规应用抗生素防治感染。

(六)低钠血症的治疗

SIADH 的治疗原则主要是纠正低血钠和防止体液容量过多。可限制液体摄入量,1 天<500～1 000 mL,使体内水分处于负平衡以减少体液过多与尿钠丢失。注意应用利尿剂和高渗盐水,纠正低血钠与低渗血症。当血浆渗透压恢复,可给予 5％葡萄糖注射液维持,也可用抑制 ADH 药物,地美环素1～2 g/d,口服。

CSWS 的治疗主要是维持正常水盐平衡,给予补液治疗。可静脉或口服等渗或高渗盐液,根据低钠血症的严重程度和患者耐受程度单独或联合应用。高渗盐液补液速度以每小时0.7 mmol/L,24 小时<20 mmol/L 为宜。如果纠正低钠血症速度过快可导致脑桥脱髓鞘病,应予特别注意。

(七)外科治疗

经造影证实有动脉瘤或动静脉畸形者,应争取手术或介入治疗,根除病因防止再出血。

1.显微外科

夹闭颅内破裂的动脉瘤是消除病变并防止再出血的最好方法,而且动脉瘤被夹闭,继发性血管痉挛就能得到积极有效的治疗。一般认为 Hunt-Hess 分级Ⅰ～Ⅱ级的患者应在发病后 48～72 小时早期手术。应用现代技术,早期手术已经不再难以克服。一些神经血管中心富有经验的医师已经建议给低评分的患者早期手术,只要患者的血流动力学稳定,颅内压得以控制即可。对于神经状况分级很差和/或伴有其他内科情况,手术应该延期。对于病情不太稳定、不能承受早期手术的患者,可选择血管内治疗。

2.血管内治疗

选择适合的患者行血管内放置 Guglielmi 可脱式弹簧圈(Guglielmi detachable coils,GDCs),已经被证实是一种安全的治疗手段。近年来,一般认为治疗指征为手术风险大或手术治疗困难的动脉瘤。

七、预后与预防

(一)预后

临床常采用 Hunt 和 Kosnik(1974)修改的 Botterell 的分级方案,对预后判断有帮助。Ⅰ～Ⅱ级患者预后佳,Ⅳ～Ⅴ级患者预后差,Ⅲ级患者介于两者之间。

首次蛛网膜下腔出血的病死率为 $10\%\sim25\%$。病死率随着再出血递增。再出血和脑血管痉挛是导致死亡和致残的主要原因。蛛网膜下腔出血的预后与病因、年龄、动脉瘤的部位、瘤体大小、出血量、有无并发症、手术时机选择及处置是否及时、得当有关。

(二)预防

蛛网膜下腔出血病情常较危重,病死率较高,尽管不能从根本上达到预防目的,但对已知的病因应及早积极对因治疗,如控制血压、戒烟、限酒,以及尽量避免剧烈运动、情绪激动、过劳、用力排便、剧烈咳嗽等;对于长期便秘的个体应采取辨证论治思路长期用药(如麻仁润肠丸、芪蓉润肠口服液、香砂枳术丸、越鞠保和丸等);情志因素常为本病的诱发因素,对于已经存在脑动脉瘤、动脉血管夹层或烟雾病的患者,保持情绪稳定至关重要。

不少尸检材料证实,患者生前曾患动脉瘤但未曾破裂出血,说明存在危险因素并不一定完全会出血,预防动脉瘤破裂有着非常重要的意义。应当强调的是,蛛网膜下腔出血常在首次出血后 2 周再次发生出血且常常危及生命,故对已出血患者积极采取有效措施进行整体调节并及时给予恰当的对症治疗,对预防再次出血至关重要。

第三节　血栓形成性脑梗死

血栓形成性脑梗死主要是脑动脉主干或皮质支动脉粥样硬化导致血管增厚、管腔狭窄闭塞和血栓形成;还可见于动脉血管内膜炎症、先天性血管畸形、真性红细胞增多症及血液高凝状态、血流动力学异常等,均可致血栓形成,引起脑局部血流减少或供血中断,脑组织缺血、缺氧导致软化坏死,出现局灶性神经系统症状和体征,如偏瘫、偏身感觉障碍和偏盲等。大面积脑梗死还有颅内高压症状,严重者可发生昏迷和脑疝。约 90％的血栓形成性脑梗死是在动脉粥样硬化的基础上发生的,因此称动脉粥样硬化性血栓形成性脑梗死。

脑梗死的发病率约为 110/10 万,占全部脑卒中的 60％～80％;其中血栓形成性脑梗死占脑梗死的 60％～80％。

一、病因与发病机制

(一)病因

1.动脉壁病变

血栓形成性脑梗死最常见的病因为动脉粥样硬化,常伴高血压,与动脉粥样硬化互为因果。其次为各种原因引起的动脉炎、血管异常(如夹层动脉瘤、先天性动脉瘤)等。

2.血液成分异常

血液黏度增高,以及真性红细胞增多症、血小板增多症、高脂血症等,都可使血液黏度增高,血液淤滞,引起血栓形成。如果没有血管壁的病变为基础,不会发生血栓。

3.血流动力学异常

在动脉粥样硬化的基础上,当血压下降、血流缓慢、脱水、严重心律失常及心功能不全时,可导致灌注压下降,有利于血栓形成。

(二)发病机制

主要是动脉内膜深层的脂肪变性和胆固醇沉积,形成粥样硬化斑块及各种继发病变,使管腔狭窄甚至阻塞。病变逐渐发展,则内膜分裂,内膜下出血和形成内膜溃疡。内膜溃疡易发生血栓形成,使管腔进一步狭窄或闭塞。由于动脉粥样硬化好发于大动脉的分叉处及拐弯处,故脑血栓的好发部位为大脑中动脉、颈内动脉的虹吸部及起始部、椎动脉及基底动脉的中下段等。由于脑动脉有丰富的侧支循环,管腔狭窄需达到80%以上才会影响脑血流量。逐渐发生的动脉硬化斑块一般不会出现症状,当内膜损伤破裂形成溃疡后,血小板及纤维素等血中有形成分黏附、聚集、沉着形成血栓。当血压下降、血流缓慢、脱水等血液黏度增加,致供血减少或促进血栓形成的情况下,即出现急性缺血症状。

病理生理学研究发现,脑的耗氧量约为总耗氧量的20%,故脑组织缺血缺氧是以血栓形成性脑梗死为代表的缺血性脑血管疾病的核心发病机制。脑组织缺血缺氧将会引起神经细胞肿胀、变性、坏死、凋亡以及胶质细胞肿胀、增生等一系列继发反应。脑血流阻断1分钟后神经元活动停止,缺血缺氧4分钟即可造成神经元死亡。脑缺血的程度不同而神经元损伤的程度也不同。脑神经元损伤导致局部脑组织及其功能的损害。缺血性脑血管疾病的发病是多方面而且相当复杂的过程,脑缺血损害也是一个渐进的过程,神经功能障碍随缺血时间的延长而加重。目前的研究发现氧自由基的形成、钙离子超载、一氧化氮(NO)和一氧化氮合成酶的作用、兴奋性氨基酸毒性作用、炎症细胞因子损害、凋亡调控基因的激活、缺血半暗带功能障碍等方面参与了其发生机制。这些机制作用于多种生理、病理过程的不同环节,对脑功能演变和细胞凋亡给予调节,同时也受到多种基因的调节和制约,构成一种复杂的相互调节与制约的网络关系。

1.氧自由基损伤

脑缺血时氧供应下降和ATP减少,导致过氧化氢、羟自由基以及起主要作用的过氧化物等氧自由基的过度产生和超氧化物歧化酶等清除自由基的动态平衡状态遭到破坏,攻击膜结构和DNA,破坏内皮细胞膜,使离子转运、生物能的产生和细胞器的功能发生一系列病理生理改变,导致神经细胞、胶质细胞和血管内皮细胞损伤,增加血-脑屏障通透性。自由基损伤可加重脑缺血后的神经细胞损伤。

2.钙离子超载

研究认为，Ca^{2+}超载及其一系列有害代谢反应是导致神经细胞死亡的最后共同通路。细胞内Ca^{2+}超载有多种原因：①在蛋白激酶C等的作用下，兴奋性氨基酸、内皮素和NO等物质释放增加，导致受体依赖性钙通道开放使大量Ca^{2+}内流。②细胞内Ca^{2+}浓度升高可激活磷脂酶、三磷酸酯醇等物质，使细胞内储存的Ca^{2+}释放，导致Ca^{2+}超载。③ATP合成减少，Na^+-K^+-ATP酶功能降低而不能维持正常的离子梯度，大量Na^+内流和K^+外流，细胞膜电位下降产生去极化，导致电压依赖性钙通道开放，大量Ca^{2+}内流。④自由基使细胞膜发生脂质过氧化反应，细胞膜通透性发生改变和离子运转，引起Ca^{2+}内流使神经细胞内Ca^{2+}浓度异常升高。⑤多巴胺、5-羟色胺和乙酰胆碱等水平升高，使Ca^{2+}内流和胞内Ca^{2+}释放。Ca^{2+}内流进一步干扰了线粒体氧化磷酸化过程，且大量激活钙依赖性酶类，如磷脂酶、核酸酶及蛋白酶，以及自由基形成、能量耗竭等一系列生化反应，最终导致细胞死亡。

3.NO和一氧化氮合成酶的作用

有研究发现，NO作为生物体内重要的信使分子和效应分子，具有神经毒性和脑保护双重作用，即低浓度NO通过激活鸟苷酸环化酶使环鸟苷酸水平升高，扩张血管，抑制血小板聚集、白细胞-内皮细胞的聚集和黏附，阻断N-甲基-D-门冬氨酸（NMDA）受体，减弱其介导的神经毒性作用起保护作用；而高浓度NO与超氧自由基作用形成过氧亚硝酸盐或者氧化产生亚硝酸阴离子，加强脂质过氧化，使ATP酶活性降低，细胞蛋白质损伤，且能使各种含铁硫的酶失活，从而阻断DNA复制及靶细胞内的能量合成和能量衰竭，亦可通过抑制线粒体呼吸功能实现其毒性作用而加重缺血脑组织的损害。

4.兴奋性氨基酸毒性作用

兴奋性氨基酸是广泛存在于哺乳动物中枢神经系统的正常兴奋性神经递质，参与传递兴奋性信息，同时又是一种神经毒素，以谷氨酸和天冬氨酸为代表。脑缺血使物质转化（尤其是氧和葡萄糖）发生障碍，使维持离子梯度所必需的能量衰竭和生成障碍。因为能量缺乏，膜电位消失，细胞外液中谷氨酸异常增高导致神经元、血管内皮细胞和神经胶质细胞持续去极化，并有谷氨酸从突触前神经末梢释放。胶质细胞和神经元对神经递质的再摄取一般均需耗能，神经末梢释放的谷氨酸发生转运和再摄取障碍，导致细胞间隙兴奋性氨基酸异常堆积，产生神经毒性作用。兴奋性氨基酸毒性可以直接导致急性细胞死亡，也可通过其他途径导致细胞凋亡。

5.炎症细胞因子损害

脑缺血后炎症级联反应是一种缺血区内各种细胞相互作用的动态过程,是造成脑缺血后的第2次损伤。在脑缺血后,由于缺氧及自由基增加等因素均可通过诱导相关转录因子合成,淋巴细胞、内皮细胞、多形核白细胞和巨噬细胞、小胶质细胞以及星形胶质细胞等一些具有免疫活性的细胞均能产生细胞因子,如TNF-α、血小板活化因子、白细胞介素(IL)系列、转化生长因子(TGF)-β_1等,细胞因子对白细胞又有趋化作用,诱导内皮细胞表达ICAM-1、P-选择素等黏附分子,白细胞通过其毒性产物、巨噬细胞作用和免疫反应加重缺血性损伤。

6.凋亡调控基因的激活

细胞凋亡是由体内外某种信号触发细胞内预存的死亡程序而导致的以细胞DNA早期降解为特征的主动性自杀过程。细胞凋亡在形态学和生化特征上表现为细胞皱缩,细胞核染色质浓缩,DNA片段化,而细胞的膜结构和细胞器仍完整。脑缺血后,神经元生存的内外环境均发生变化,多种因素如过量的谷氨酸受体的激活、氧自由基释放和细胞内Ca^{2+}超载等,通过激活与调控凋亡相关基因、启动细胞死亡信号转导通路,最终导致细胞凋亡。缺血性脑损伤所致的细胞凋亡可分3个阶段:信号传递阶段、中央调控阶段和结构改变阶段。

7.缺血半暗带功能障碍

缺血半暗带(IP)是无灌注的中心(坏死区)和正常组织间的移行区。IP是不完全梗死,其组织结构存在,但有选择性神经元损伤。围绕脑梗死中心的缺血性脑组织的电活动中止,但保持正常的离子平衡和结构上的完整。假如再适当增加局部脑血流量,至少在急性阶段突触传递能完全恢复,即IP内缺血性脑组织的功能是可以恢复的。缺血半暗带是兴奋性细胞毒性、梗死周围去极化、炎症反应、细胞凋亡起作用的地方,使该区迅速发展成梗死灶。缺血半暗带的最初损害表现为功能障碍,有独特的代谢紊乱。主要表现在葡萄糖代谢和脑氧代谢这两方面:①当血流速度下降时,蛋白质合成抑制,启动无氧糖酵解、神经递质释放和能量代谢紊乱。②急性脑缺血缺氧时,神经元和神经胶质细胞由于能量缺乏、K^+释放和谷氨酸在细胞外积聚而去极化,缺血中心区的细胞只去极化而不复极;而缺血半暗带的细胞以能量消耗为代价可复极,如果细胞外的K^+和谷氨酸增加,这些细胞也只去极化,随着去极化细胞数量的增大,梗死灶范围也不断扩大。

尽管对缺血性脑血管疾病一直进行着研究,但对其病理生理机制尚不够深入,希望随着对缺血性脑损伤治疗的研究进展,其发病机制也随之更深入地阐明,从而更好地为临床和理论研究服务。

二、病理

动脉闭塞6小时以内脑组织改变尚不明显,属可逆性,8～48小时缺血最重的中心部位发生软化,并出现脑组织肿胀、变软,灰白质界限不清。如病变范围扩大、脑组织高度肿胀时,可向对侧移位,甚至形成脑疝。镜下见组织结构不清,神经细胞及胶质细胞坏死,毛细血管轻度扩张,周围可见液体和红细胞渗出,此期为坏死期。动脉阻塞2天后,特别是7～14天,脑组织开始液化,脑组织水肿明显,病变区明显变软,神经细胞消失,吞噬细胞大量出现,星形胶质细胞增生,此期为软化期。3周后液化的坏死组织被吞噬和移走,胶质增生,小病灶形成胶质瘢痕,大病灶形成中风囊,此期称恢复期,可持续数月至1～2年。上述病理改变称白色梗死。少数梗死区,由于血管丰富,于再灌流时可继发出血,呈现出血性梗死或称红色梗死。

三、临床表现

(一)症状与体征

多在50岁以后发病,常伴有高血压;多在睡眠中发病,醒来才发现肢体偏瘫。部分患者先有头昏、头痛、眩晕、肢体麻木、无力等短暂性脑缺血发作的前驱症状,多数经数小时甚至1～2天症状达高峰,通常意识清楚,但大面积脑梗死或基底动脉闭塞可有意识障碍,甚至发生脑疝等危重症状。神经系统定位体征视脑血管闭塞的部位及梗死的范围而定。

(二)临床分型

有的根据病情程度分型,如完全性缺血性中风,是指起病6小时内病情即达高峰,一般较重,可有意识障碍。还有的根据病程进展分型,如进展型缺血性中风,则指局限性脑缺血逐渐进展,数天内呈阶梯式加重。

1.按病程和病情分型

(1)进展型:局限性脑缺血症状逐渐加重,呈阶梯式加重,可持续6小时至数天。

(2)缓慢进展型:在起病后1～2周症状仍逐渐加重,血栓逐渐发展,脑缺血和脑水肿的范围继续扩大,症状由轻变重,直到出现对侧偏瘫、意识障碍,甚至发生脑疝,类似颅内肿瘤,又称类脑瘤型。

(3)大块梗死型:又称爆发型,如颈内动脉或大脑中动脉主干等较大动脉的急性脑血栓形成,往往症状出现快,伴有明显脑水肿、颅内压增高,患者头痛、呕吐、病灶对侧偏瘫,常伴意识障碍,很快进入昏迷,有时发生脑疝,类似脑出血,又称类脑出血型。

（4）可逆性缺血性神经功能缺损:此型患者症状、体征持续超过24小时,但在2～3周完全恢复,不留后遗症。病灶多数发生于大脑半球半卵圆中心,可能由于该区尤其是非优势半球侧侧支循环迅速而充分地代偿,缺血尚未导致不可逆的神经细胞损害,也可能是一种较轻的梗死。

2.OCSP分型

OCSP分型即英国牛津郡社区脑卒中研究规划（Oxfordshire Community Stroke Project,OCSP）的分型。

（1）完全前循环梗死:表现为三联征,即完全大脑中动脉（MCA）综合征的表现。①大脑高级神经活动障碍（意识障碍、失语、失算、空间定向力障碍等）;②同向偏盲;③对侧3个部位（面、上肢和下肢）较严重的运动和/或感觉障碍。多为MCA近段主干,少数为颈内动脉虹吸段闭塞引起的大面积脑梗死。

（2）部分前循环梗死:有以上三联征中的两个,或只有高级神经活动障碍,或感觉运动缺损较完全前循环梗死局限。提示是MCA远段主干、各级分支或大脑前动脉及分支闭塞引起的中、小梗死。

（3）后循环梗死:表现为各种不同程度的椎-基底动脉综合征——可表现为同侧脑神经瘫痪及对侧感觉运动障碍;双侧感觉运动障碍;双眼协同活动及小脑功能障碍,无长束征或视野缺损等。为椎-基底动脉及分支闭塞引起的大小不等的脑干、小脑梗死。

（4）腔隙性梗死:表现为腔隙综合征,如纯运动性偏瘫、纯感觉性脑卒中、共济失调性轻偏瘫、构音障碍手笨拙综合征等。大多是基底节或脑桥小穿支病变引起的小腔隙灶。

OCSP分型方法简便,更加符合临床实际的需要,临床医师不必依赖影像或病理结果即可对急性脑梗死迅速分出亚型,并做出有针对性的处理。

（三）临床综合征

1.颈内动脉闭塞综合征

颈内动脉闭塞综合征指颈内动脉血栓形成,主干闭塞。病史中可有头痛、头晕、晕厥、半身感觉异常或轻偏瘫;病变对侧有偏瘫、偏身感觉障碍和偏盲;可有精神症状,严重时有意识障碍;病变侧有视力减退,有的还有视神经乳头萎缩;病灶侧有Horner综合征;病灶侧颈动脉搏动减弱或消失;优势半球受累可有失语,非优势半球受累可出现体象障碍。

2.大脑中动脉闭塞综合征

大脑中动脉闭塞综合征指大脑中动脉血栓形成,大脑中动脉主干闭塞,引起病灶对侧偏瘫、偏身感觉障碍和偏盲,优势半球受累还有失语。累及非优势半球可有失用、失认和体象障碍等顶叶症状。病灶广泛,可引起脑肿胀,甚至死亡。

(1)皮质支闭塞:引起病灶对侧偏瘫、偏身感觉障碍,面部及上肢重于下肢,优势半球病变有运动性失语,非优势半球病变有体象障碍。

(2)深穿支闭塞:出现对侧偏瘫和偏身感觉障碍,优势半球病变可出现运动性失语。

3.大脑前动脉闭塞综合征

大脑前动脉闭塞综合征指大脑前动脉血栓形成,大脑前动脉主干闭塞。在前交通动脉以前发生阻塞时,因为病损脑组织可通过对侧前交通动脉得到血供,故不出现临床症状;在前交通动脉分出之后阻塞时,可出现对侧中枢性偏瘫,以面瘫和下肢瘫为重,可伴轻微偏身感觉障碍;并可有排尿障碍(旁中央小叶受损);精神障碍(额极与胼胝体受损);强握及吸吮反射(额叶受损)等。

(1)皮质支闭塞:引起对侧下肢运动及感觉障碍;轻微共济运动障碍;排尿障碍和精神障碍。

(2)深穿支闭塞:引起对侧中枢性面、舌及上肢瘫。

4.大脑后动脉闭塞综合征

大脑后动脉闭塞综合征指大脑后动脉血栓形成。约70%的患者两条大脑后动脉来自基底动脉,并有后交通动脉与颈内动脉联系交通。有20%~25%的人一条大脑后动脉来自基底动脉,另一条来自颈内动脉;其余的人中,两条大脑后动脉均来自颈内动脉。

大脑后动脉供应颞叶的后部和基底面、枕叶的内侧及基底面,并发出丘脑膝状体及丘脑穿动脉供应丘脑血液。

(1)主干闭塞:引起对侧同向性偏盲,上部视野受损较重,黄斑回避(黄斑视觉皮质代表区为大脑中、后动脉双重血液供应,故黄斑视力不受累)。

(2)中脑水平大脑后动脉起始处闭塞:可见垂直性凝视麻痹、动眼神经麻痹、眼球垂直性歪扭斜视。

(3)双侧大脑后动脉闭塞:有皮质盲、记忆障碍(累及颞叶)、不能识别熟悉面孔(面容失认症)、幻视和行为综合征。

(4)深穿支闭塞:丘脑穿动脉闭塞则引起红核丘脑综合征,病侧有小脑性共济失调,意向性震颤。舞蹈样不自主运动和对侧感觉障碍。丘脑膝状体动脉闭塞则引起丘脑综合征,病变对侧偏身感觉障碍(深感觉障碍较浅感觉障碍为重),病变对侧偏身自发性疼痛。轻偏瘫,共济失调和舞蹈-手足徐动症。

5.椎-基底动脉闭塞综合征

椎-基底动脉闭塞综合征指椎-基底动脉血栓形成。椎-基底动脉实为一连续的脑血管干并有着共同的神经支配,无论是结构、功能还是临床病症的表现,两侧互为影响,实难予以完全分开,故常总称为"椎-基底动脉系疾病"。

(1)基底动脉主干闭塞综合征:指基底动脉主干血栓形成。发病虽然不如脑桥出血那么急,但病情常迅速恶化,出现眩晕、呕吐、四肢瘫痪、共济失调、昏迷和高热等。大多数在短期内死亡。

(2)双侧脑桥正中动脉闭塞综合征:指双侧脑桥正中动脉血栓形成,为典型的闭锁综合征,表现为四肢瘫痪、假性延髓性麻痹、双侧周围性面瘫、双眼球外展麻痹、两侧的侧视中枢麻痹。但患者意识清楚,视力、听力和眼球垂直运动正常,所以,患者通过听觉、视觉和眼球上下运动表示意识和交流。

(3)基底动脉尖综合征:基底动脉尖分出两对动脉——小脑上动脉和大脑后动脉,分支供应中脑、丘脑、小脑上部、颞叶内侧及枕叶。血栓性闭塞多发生于基底动脉中部,栓塞性病变通常发生在基底动脉尖。栓塞性病变导致眼球运动及瞳孔异常,表现为单侧或双侧动眼神经部分或完全麻痹、眼球上视不能(上丘受累)、光反射迟钝而调节反射存在(顶盖前区病损)、一过性或持续性意识障碍(中脑或丘脑网状激活系统受累)、对侧偏盲或皮质盲(枕叶受累)、严重记忆障碍(颞叶内侧受累)。如果是中老年人突发意识障碍又较快恢复,有瞳孔改变、动眼神经麻痹、垂直注视障碍、无明显肢体瘫痪和感觉障碍应想到该综合征的可能。如果还有皮质盲或偏盲、严重记忆障碍更支持本综合征的诊断,需做头部 CT 或 MRI 检查,若发现有双侧丘脑、枕叶、颞叶和中脑病灶则可确诊。

(4)中脑穿动脉综合征:指中脑穿动脉血栓形成,亦称 Weber 综合征,病变位于大脑脚底,损害锥体束及动眼神经,引起病灶侧动眼神经麻痹和对侧中枢性偏瘫。中脑穿动脉闭塞还可引起 Benedikt 综合征,累及动眼神经髓内纤维及黑质,引起病灶侧动眼神经麻痹及对侧锥体外系症状。

(5)脑桥支闭塞综合征:指脑桥支血栓形成引起的 Millard-Gubler 综合征,病变位于脑桥的腹外侧部,累及展神经核和面神经核以及锥体束,引起病灶侧眼球外直肌麻痹、周围性面神经麻痹和对侧中枢性偏瘫。

(6)内听动脉闭塞综合征:指内听动脉血栓形成(内耳卒中)。内耳的内听动脉有两个分支,较大的耳蜗动脉供应耳蜗及前庭迷路下部;较小的耳蜗动脉供应前庭迷路上部,包括水平半规管及椭圆囊斑。由于口径较小的前庭动脉缺乏侧支循环,以致前庭迷路上部对缺血选择性敏感,故迷路缺血常出现严重眩晕、恶心呕吐。若耳蜗支同时受累则有耳鸣、耳聋。耳蜗支单独梗死则会突发耳聋。

(7)小脑后下动脉闭塞综合征:指小脑后下动脉血栓形成,也称 Wallenberg 综合征。表现为急性起病的头晕、眩晕、呕吐(前庭神经核受损)、交叉性感觉障碍,即病侧面部感觉减退、对侧肢体痛觉、温度觉障碍(病侧三叉神经脊束核及对侧交叉的脊髓丘脑束受损),同侧 Horner 综合征(下行交感神经纤维受损),同侧小脑性共济失调(绳状体或小脑受损),声音嘶哑、吞咽困难(疑核受损)。小脑后下动脉常有解剖变异,常见不典型临床表现。

四、辅助检查

(一)影像学检查

1.胸部 X 线检查

了解心脏情况及肺部有无感染和癌肿等。

2.CT 检查

不仅可确定梗死的部位及范围,而且可明确是单发还是多发。在缺血性脑梗死发病 12～24 小时,CT 常没有明显的阳性表现。梗死灶最初表现为不规则的稍低密度区,病变与血管分布区一致。常累及基底节区,如为多发灶,亦可连成一片。病灶大、水肿明显时可有占位效应。在发病后 2～5 天,病灶边界清晰,呈楔形或扇形等。1～2 周,水肿消失,边界更清,密度更低。发病第 2 周,可出现梗死灶边界不清楚,边缘出现等密度或稍低密度,即模糊效应;在增强扫描后往往呈脑回样增强,有助于诊断。4～5 周,部分小病灶可消失,而大片状梗死灶密度进一步降低和囊变,后者 CT 值接近脑脊液。

在基底节和内囊等处的小梗死灶(一般在 15 mm 以内)称之为腔隙性脑梗死,病灶亦可发生在脑室旁深部白质、丘脑及脑干。

在 CT 排除脑出血并证实为脑梗死后,CT 血管成像对探测颈动脉及其各主干分支的狭窄准确性较高。

3.MRI 检查

对病灶较 CT 敏感性、准确性更高的一种检测方法,其无辐射、无骨伪迹、更易早期发现小脑、脑干等部位的梗死灶,并于脑梗死后 6 小时左右便可检测到由于细胞毒性水肿造成 T_1 和 T_2 加权延长引起的 MRI 信号变化。近年除常规应用 SE 法的 T_1 和 T_2 加权以影像对比度原理诊断外,更需采用功能性磁共振成像,如弥散成像(DWI)和表观弥散系数(apparent diffusion coefficient,ADC)、液体衰减反转恢复序列(FLAIR)等进行水平位和冠状位检查,往往在脑缺血发生后 $1\sim1.5$ 小时便可发现脑组织水含量增加引起的 MRI 信号变化,并随即可进一步行 MRA、CT 血管成像或 DSA 以了解梗死血管部位,为超早期施行动脉内介入溶栓治疗创造条件,有时还可发现血管畸形等非动脉硬化性血管病变。

(1)超早期:脑梗死临床发病后 1 小时内,DWI 便可描出高信号梗死灶,ADC 序列显示暗区。实际上 DWI 显示的高信号灶仅是血流低下引起的缺血灶。随着缺血的进一步进展,DWI 从高信号渐转为等信号或低信号,病灶范围渐增大;PWI、FLAIR 及 T_2WI 均显示高信号病灶区。值得注意的是,DWI 对超早期脑干缺血性病灶,在水平位不易发现,而往往在冠状位可清楚显示。

(2)急性期:血-脑屏障尚未明显破坏,缺血区有大量水分子聚集,T_1WI 和 T_2WI 明显延长,T_1WI 呈低信号,T_2WI 呈高信号。

(3)亚急性期及慢性期:由于正血红铁蛋白游离,T_1WI 呈边界清楚的低信号,T_2WI 和 FLAIR 均呈高信号;病灶区水肿消除,坏死组织逐渐产生,囊性区形成,甚至脑组织萎缩,FLAIR 呈低信号或低信号与高信号混杂区,中线结构移向病侧。

(二)脑脊液检查

脑梗死患者脑脊液检查一般正常,大块梗死型患者可有压力增高和蛋白含量增高;出血性梗死时可见红细胞。

(三)经颅多普勒超声

TCD 是诊断颅内动脉狭窄和闭塞的手段之一,对脑底动脉严重狭窄($>65\%$)的检测有肯定的价值。局部脑血流速度改变与频谱图形异常是脑血管狭窄最基本的 TCD 改变。三维 B 超检查可协助发现颈内动脉粥样硬化斑块的大小和厚度,有没有管腔狭窄及严重程度。

(四)心电图检查

进一步了解心脏情况。

(五)血液学检查

1.血常规、血沉、抗"O"和凝血功能检查
了解有无感染征象、活动风湿和凝血功能情况。

2.血糖

了解有无糖尿病。

3.血清脂质

血清脂质包括总胆固醇和甘油三酯(甘油三酯)有无增高。

4.脂蛋白

低密度脂蛋白胆固醇(LDL-C)由极低密度脂蛋白胆固醇(VLDL-C)转化而来。通常情况下,LDL-C 从血浆中清除,其所含胆固醇酯由脂肪酸水解,当体内 LDL-C 显著升高时,LDL-C 附着到动脉的内皮细胞与 LDL 受体结合,而易被巨噬细胞摄取,沉积在动脉内膜上形成动脉硬化。有一组报道正常人组 LDL-C (2.051 ± 0.853) mmol/L,脑梗死患者组为 (3.432 ± 1.042) mol/L。

5.载脂蛋白 B

载脂蛋白 B(ApoB)是血浆低密度脂蛋白(LDL)和极低密度脂蛋白(VLDL)的主要载脂蛋白,其含量能精确反映出 LDL 的水平,与动脉粥样硬化(AS)的发生关系密切。在 AS 的硬化斑块中,胆固醇并不是孤立地沉积于动脉壁上,而是以 LDL 整个颗粒形成沉积物;ApoB 能促进沉积物与氨基多糖结合成复合物,沉积于动脉内膜上,从而加速 AS 形成。对总胆固醇(TC)、LDL-C 均正常的脑血栓形成患者,ApoB 仍然表现出较好的差别性。

ApoA-I 的主要生物学作用是激活卵磷脂胆固醇转移酶,此酶在血浆胆固醇(Ch)酯化和 HDL 成熟(即 HDL→HDL$_2$→HDL$_3$)过程中起着极为重要的作用。ApoA-I 与 HDL$_2$ 可逆结合以完成 Ch 从外周组织转移到肝脏。因此,ApoA-I 显著下降时,可形成 AS。

6.血小板聚集功能

近些年来的研究提示血小板聚集功能亢进参与体内多种病理反应过程,尤其是对缺血性脑血管疾病的发生、发展和转归起重要作用。血小板最大聚集率(PMA)、解聚型出现率(PDC)和双相曲线型出现率(PBC),发现缺血型脑血管疾病 PMA 显著高于对照组,PDC 明显低于对照组。

7.血栓烷 A$_2$ 和前列环素

许多文献强调花生四烯酸(AA)的代谢产物在影响脑血液循环中起着重要作用,其中血栓烷 A$_2$(TXA$_2$)和前列环素(PGI$_2$)的平衡更引人注目。脑组织细胞和血小板等质膜有丰富的不饱和脂肪酸,脑缺氧时,磷脂酶 A$_2$ 被激活,分解膜磷脂使 AA 释放增加。后者在环氧化酶的作用下血小板和血管内皮细胞分别生成 TXA$_2$ 和 PGI$_2$。TXA$_2$ 和 PGI$_2$ 水平改变在缺血性脑血管疾病的发生上是原发还是继发的问题,目前还不清楚。TXA_2大量产生,PGI_2的生成受到抑制,使正常情况下TXA_2与PGI_2之间的动态平衡受到破坏。TXA_2强烈的缩血管和促进血小板聚集作用因失去对抗而占优势,对于缺血性低灌流的发生起着重要作用。

8.血液流变学

缺血性脑血管疾病全血黏度、血浆比黏度、血细胞比容升高,血小板电泳和红细胞电泳时间延长。通过对脑血管疾病进行 133 例 CBF 测定,并将黏度相关的几个变量因素与 CBF 做了统计学处理,发现全部患者的 CBF 均低于正常,证实了血液黏度因素与 CBF 的关系。有学者把血液流变学各项异常作为脑梗死的危险因素之一。

红细胞表面带有负电荷,其所带电荷越少,电泳速度就越慢。有一组报道示脑梗死组红细胞电泳速度明显慢于正常对照组,说明急性脑梗死患者红细胞表面电荷减少,聚集性强,可能与动脉硬化性脑梗死的发病有关。

五、诊断与鉴别诊断

(一)诊断

(1)血栓形成性脑梗死为中年以后发病。

(2)常伴有高血压。

(3)部分患者发病前有短暂性脑缺血发作(TIA)史。

(4)常在安静休息时发病,醒后发现症状。

(5)症状、体征可归为某一动脉供血区的脑功能受损,如病灶对侧偏瘫、偏身感觉障碍和偏盲,优势半球病变还有语言功能障碍。

(6)多无明显头痛、呕吐和意识障碍。

(7)大面积脑梗死有颅内高压症状,头痛、呕吐或昏迷,严重时发生脑疝。

(8)脑脊液检查多属正常。

(9)发病 12 小时后 CT 出现低密度灶。

(10)MRI 检查可更早发现梗死灶。

(二)鉴别诊断

1.脑出血

血栓形成性脑梗死和脑出血均为中老年人多见的急性起病的脑血管疾病,必须进行CT/MRI检查予以鉴别。

2.脑栓塞

血栓形成性脑梗死和脑栓塞同属脑梗死范畴,且均为急性起病,后者多有心脏病病史,或有其他肢体栓塞史,心电图检查可发现心房颤动等,以供鉴别诊断。

3.颅内占位性病变

少数颅内肿瘤、慢性硬膜下血肿和脑脓肿患者可以突然发病,表现局灶性神经功能缺失症状,而易与脑梗死相混淆。但颅内占位性病变常有颅内高压症状和逐渐加重的临床经过,颅脑 CT 对鉴别诊断有确切的价值。

4.脑寄生虫病

如脑囊虫病、脑型血吸虫病,也可在癫痫发作后,急性起病偏瘫。寄生虫的有关免疫学检查和神经影像学检查可帮助鉴别。

六、治疗

《欧洲脑卒中组织(ESO)缺血性脑卒中和短暂性脑缺血发作处理指南》[欧洲脑卒中促进会(EUSI),2008 年]推荐所有急性缺血性脑卒中患者都应在卒中单元内接受以下治疗。

(一)溶栓治疗

理想的治疗方法是在缺血组织出现坏死之前,尽早清除栓子,早期使闭塞脑血管再开通和缺血区的供血重建,以减轻神经组织的损害,正因为如此,溶栓治疗脑梗死一直引起人们的广泛关注。国外早在1958 年即有溶栓治疗脑梗死的报道,由于有脑出血等并发症,益处不大,溶栓疗法一度停止使用。近30 多年来,由于溶栓治疗急性心肌梗死的患者取得了很大的成功,大大减少了心肌梗死的范围,病死率下降20%～50%。溶栓治疗脑梗死又受到了很大的鼓舞。再者,CT 扫描能及时排除颅内出血,可在早期或超早期进行溶栓治疗,因而提高了疗效和减少脑出血等并发症。

1.病例选择

(1)临床诊断符合急性脑梗死。

(2)头颅 CT 扫描排除颅内出血和大面积脑梗死。

(3)治疗前收缩压不宜＞24.0 kPa(180 mmHg),舒张压不宜＞14.7 kPa(110 mmHg)。

(4)无出血素质或出血性疾病。

(5)年龄＞18 岁及＜75～80 岁。

(6)溶栓最佳时机为发病后 6 小时内,特别是在 3 小时内。

(7)获得患者家属的书面知情同意。

2.禁忌证

(1)病史和体检符合蛛网膜下腔出血。

(2)CT扫描有颅内出血、肿瘤、动静脉畸形或动脉瘤。

(3)两次降压治疗后血压仍＞24.0/14.7 kPa(180/110 mmHg)。

(4)过去30天内有手术史或外伤史,3个月内有脑外伤史。

(5)病史有血液疾病、出血素质、凝血功能障碍或使用抗凝药物史,凝血酶原时间＞15秒,部分凝血活酶时间＞40秒,国际标准化比值＞1.4,血小板计数＜$100×10^9$/L。

(6)脑卒中发病时有癫痫发作的患者。

3.治疗时间窗

前循环脑卒中的治疗时间窗一般认为在发病后6小时内(使用阿替普酶为3小时内),后循环闭塞时的治疗时间窗适当放宽到12小时。这一方面是因为脑干对缺血耐受性更强,另一方面是由于后循环闭塞后预后较差,更积极的治疗有可能挽救患者的生命。许多研究者尝试放宽治疗时限,有认为脑梗死12～24小时早期溶栓治疗有可能对少部分患者有效。但美国脑卒中协会(ASA)和EUSI都赞同认真选择在缺血性脑卒中发作后3小时内早期恢复缺血脑的血流灌注,才可获得良好的转归。两个指南也讨论了超过治疗时间窗溶栓的效果,EUSI的结论是目前仅能作为临床试验的组成部分。对于不能可靠地确定脑卒中发病时间的患者,包括睡眠觉醒时发现脑卒中发病的病例,两个指南均不推荐进行静脉溶栓治疗。

4.溶栓药物

(1)尿激酶:是从健康人新鲜尿液中提取分离,然后再进行高度精制而得到的蛋白质,没有抗原性,不引起变态反应。其溶栓特点为不仅溶解血栓表面,而且深入栓子内部,但对陈旧性血栓则难起作用。尿激酶是非特异性溶栓药,与纤维蛋白的亲和力差,常易引起出血并发症。尿激酶的剂量和疗程目前尚无统一标准,剂量波动范围也大。

静脉滴注法:尿激酶每次$(10～15)×10^5$ U溶于0.9％氯化钠注射液500～1 000 mL,静脉滴注,仅用1次。另外,还可每次尿激酶$(2～5)×10^5$ U溶于0.9％氯化钠注射液500 mL中静脉滴注,每天1次,可连用7～10天。

动脉滴注法:选择性动脉给药有两种途径。①超选择性脑动脉注射法,即经股动脉或肘动脉穿刺后,先进行脑血管造影,明确血栓所在的部位,再将导管插至颈动脉或椎-基底动脉的分支,直接将药物注入血栓所在的动脉或直接注入血栓处,达到较准确的选择性溶栓作用。在注入溶栓药后,还可立即再进行血管造影了解溶栓的效果。②采用颈动脉注射法,常规颈动脉穿刺后,将溶栓药注入发生血栓的颈动脉,起到溶栓的效果。动脉溶栓尿激酶的剂量一般是$(1\sim3)\times10^5$ U,有学者报道药物剂量还可适当加大。但急性脑梗死取得疗效的关键是掌握最佳的治疗时间窗,才会取得更好的效果,治疗时间窗比给药途径更重要。

(2)阿替普酶(rt-PA):rt-PA 是第一种获得美国食品药品监督管理局(FDA)批准的溶栓药,特异性作用于纤溶酶原,激活血块上的纤溶酶原,而对血循环中的纤溶酶原亲和力小。因纤溶酶赖氨酸结合部位已被纤维蛋白占据,血栓表面的 α_2-抗纤溶酶作用很弱,但血中的纤溶酶赖氨酸结合部位未被占据,故可被 α_2-抗纤溶酶很快灭活。因此,rt-PA 优点为局部溶栓,很少产生全身抗凝、纤溶状态,而且无抗原性。但 rt-PA 半衰期短(3~5分钟),而且血循环中纤维蛋白原激活抑制物的活性高于 rt-PA,会有一定的血管再闭塞,故临床溶栓必须用大剂量连续静脉滴注。rt-PA 治疗剂量是0.85~0.90 mg/kg,总剂量＜90 mg,10%的剂量先予静脉推注,其余 90%的剂量在 24 小时内静脉滴注。

美国(美国脑卒中学会、美国心脏病协会分会,2007)更新的《急性缺血性脑卒中早期治疗指南》指出,早期治疗的策略性选择,发病接诊的当时第一阶段医师能做的就是 3 件事:①评价患者。②诊断、判断缺血的亚型。③分诊、介入、外科或内科,0~3 小时的治疗只有一个就是静脉溶栓,而且推荐使用 rt-PA。

《中国脑血管病防治指南》(卫生部疾病控制司、中华医学会神经病学分会,2004 年)建议:①对经过严格选择的发病 3 小时内的急性缺血性脑卒中患者,应积极采用静脉溶栓治疗,首选 rt-PA,无条件采用 rt-PA 时,可用尿激酶替代。②发病 3~6 小时的急性缺血性脑卒中患者,可应用静脉尿激酶溶栓治疗,但选择患者应更严格。③对发病 6 小时以内的急性缺血性脑卒中患者,在有经验和有条件的单位,可以考虑进行动脉内溶栓治疗研究。④基底动脉血栓形成的溶栓治疗时间窗和适应证,可以适当放宽。⑤超过时间窗溶栓,不会提高治疗效果,且会增加再灌注损伤和出血并发症,不宜溶栓,恢复期患者应禁用溶栓治疗。

美国《急性缺血性脑卒中早期处理指南》(美国脑卒中学会、美国心脏病协会分会,2007)Ⅰ级建议:MCA 梗死小于 6 小时的严重脑卒中患者,动脉溶栓治疗是可以选择的,或可选择静脉内滴注 rt-PA;治疗要求患者处于一个有经验、能够立刻进行脑血管造影,且提供合格的介入治疗的脑卒中中心。鼓励相关机构界定遴选能进行动脉溶栓的个人标准。Ⅱ级建议:对于具有使用静脉溶栓禁忌证,诸如近期手术的患者,动脉溶栓是合理的。Ⅲ级建议:动脉溶栓的可获得性不应该一般地排除静脉内给 rt-PA。

(二)降纤治疗

降纤治疗可以降解血栓蛋白质,增加纤溶系统的活性,抑制血栓形成或促进血栓溶解。此类药物亦应早期应用,最好是在发病后 6 小时内,但没有溶栓药物严格,特别适应于合并高纤维蛋白原血症者。目前,国内纤溶药物种类很多,现介绍下面几种。

1.巴曲酶

巴曲酶又名东菱克栓酶,能分解纤维蛋白原,抑制血栓形成,促进纤溶酶的生成,而纤溶酶是溶解血栓的重要物质。巴曲酶的剂量和用法:第 1 天 10 BU,第 3 天和第 5 天各为 5～10 BU 稀释于 100～250 mL 0.9%氯化钠注射液中,静脉滴注 1 小时以上。对治疗前纤维蛋白原在 4 g/L 以上和突发性耳聋(内耳卒中)的患者,首次剂量为 15～20 BU,以后隔天 5 BU,疗程 1 周,必要时可增至 3 周。

2.精纯溶栓酶

精纯溶栓酶又名注射用降纤酶,是以我国尖吻蝮蛇(又名五步蛇)的蛇毒为原料,经现代生物技术分离、纯化而精制的蛇毒制剂。本品为缬氨酸蛋白水解酶,能直接作用于血中的纤维蛋白 α-链释放出肽 A。此时生成的肽 A 血纤维蛋白体的纤维系统,诱发 t-PA 的释放,增加t-PA的活性,促进纤溶酶的生成,使已形成的血栓得以迅速溶解。本品不含出血毒素,因此很少引起出血并发症。剂量和用法:首次 10 U 稀释于 100 mL 0.9%氯化钠注射液中缓慢静脉滴注,第 2 天 10 U,第 3 天5～10 U。必要时可适当延长疗程,1 次 5～10 U,隔天静脉滴注 1 次。

3.降纤酶

降纤酶曾用名蝮蛇抗栓酶、精纯抗栓酶和去纤酶。取材于东北白眉蝮蛇蛇毒,是单一成分蛋白水解酶。剂量和用法:急性缺血性脑卒中,首次 10 U 加入0.9%氯化钠注射液 100～250 mL 中静脉滴注,以后每天或隔天 1 次,连用 2 周。

4.注射用纤溶酶

从蝮蛇蛇毒中提取纤溶酶并制成制剂,其原理是利用抗体最重要的生物学特性——抗体与抗原能特异性结合,即抗体分子只与其相应的抗原发生结合。纤溶酶单克隆抗体纯化技术,就是用纤溶酶抗体与纤溶酶进行特异性结合,从而达到分离纯化纤溶酶,同时去除蛇毒中的出血毒素和神经毒。剂量和用法:对急性脑梗死(发病后 72 小时内)第 1～3 天每次 300 U 加入 5％葡萄糖注射液或 0.9％氯化钠注射液 250 mL 中静脉滴注,第 4～14 天每次 100～300 U。

5.安康乐得

安康乐得是马来西亚一种蝮蛇毒液的提纯物,是一种蛋白水解酶,能迅速有效地降低血纤维蛋白原,并可裂解纤维蛋白肽 A,导致低纤维蛋白血症。剂量和用法:2～5 AU/kg,溶于 250～500 mL 0.9％氯化钠注射液中,6～8 小时静脉滴注完,每天 1 次,连用 7 天。

《中国脑血管病防治指南》建议:①脑梗死早期(特别是 12 小时以内)可选用降纤治疗,高纤维蛋白血症更应积极降纤治疗。②应严格掌握适应证和禁忌证。

(三)抗血小板聚集药

抗血小板聚集药又称血小板功能抑制剂。随着对血栓性疾病发生机制认识的加深,发现血小板在血栓形成中起着重要的作用。近年来,抗血小板聚集药在预防和治疗脑梗死方面越来越引起人们的重视。

抗血小板聚集药主要包括血栓烷 A_2 抑制剂(阿司匹林)、二磷酸腺苷(ADP)受体拮抗剂(噻氯匹定、氯吡格雷)、磷酸二酯酶抑制剂(双嘧达莫)、糖蛋白Ⅱb/Ⅲa 受体拮抗剂和其他抗血小板药物。

1.阿司匹林

阿司匹林是一种强效的血小板聚集抑制剂。阿司匹林抗栓作用的机制,主要是基于对环氧化酶的不可逆性抑制,使血小板内花生四烯酸转化为血栓烷 A_2(TXA_2)受阻,因为 TXA_2 可使血小板聚集和血管平滑肌收缩。在脑梗死发生后,TXA_2 可增加脑血管阻力、促进脑水肿形成。小剂量阿司匹林,可以最大限度地抑制 TXA_2 和最低限度地影响前列环素(PGI_2),从而达到比较理想的效果。国际脑卒中实验协作组和急性缺血性脑卒中临床试验协作组两项非盲法随机干预研究表明,脑卒中发病后 48 小时内应用阿司匹林是安全有效的。

阿司匹林预防和治疗缺血性脑卒中效果的不恒定,可能与用药剂量有关。有些研究者认为每天给 75～325 mg 最为合适。有学者分别给患者口服阿司匹林每天 50 mg、100 mg、325 mg 和 1 000 mg,进行比较,发现 50 mg/d 即可完全抑制 TXA_2 生成,出血时间从 5.03 分钟延长到 6.96 分钟,100 mg/d 出血时间 7.78 分钟,但 1 000 mg/d 反而缩减至 6.88 分钟。也有人观察到口服阿司匹林 45 mg/d,尿内 TXA_2 代谢产物能被抑制 95％,而尿内 PGI_2 代谢产物基本不受影响;每天 100 mg,则尿内 TXA_2 代谢产物完全被抑制,而尿内 PGI_2 代谢产物保持基线的 25%～40%；若用 1 000 mg/d,则上述两项代谢产物完全被抑制。根据以上实验结果和临床体会提示,阿司匹林每天 100～150 mg 最为合适,既能达到预防和治疗的目的,又能避免发生不良反应。

《中国脑血管病防治指南》建议:①多数无禁忌证的未溶栓患者,应在脑卒中后尽早(最好48 小时内)开始使用阿司匹林。②溶栓患者应在溶栓 24 小时后,使用阿司匹林,或阿司匹林与双嘧达莫缓释剂的复合制剂。③阿司匹林的推荐剂量为 150～300 mg/d,分2 次服用,2 周后改为预防剂量(50～150 mg/d)。

2.氯吡格雷

由于噻氯匹定有明显的不良反应,已基本被淘汰,被第 2 代 ADP 受体拮抗剂氯吡格雷所取代。氯吡格雷和噻氯匹定一样对 ADP 诱导的血小板聚集有较强的抑制作用,对花生四烯酸、胶原、凝血酶、肾上腺素和血小板活化因子诱导的血小板聚集也有一定的抑制作用。与阿司匹林不同的是,它们对 ADP 诱导的血小板第Ⅰ相和第Ⅱ相的聚集均有抑制作用,且有一定的解聚作用。它还可以与红细胞膜结合,降低红细胞在低渗溶液中的溶解倾向,改变红细胞的变形能力。

氯吡格雷和阿司匹林均可作为治疗缺血性脑卒中的一线药物,多项研究都说明氯吡格雷的效果优于阿司匹林。氯吡格雷与阿司匹林合用防治缺血性脑卒中,比单用效果更好。氯吡格雷可用于预防颈动脉粥样硬化高危患者急性缺血事件。有文献报道 23 例颈动脉狭窄患者,在颈动脉支架置入术前常规服用阿司匹林 100 mg/d,介入治疗前晚给予负荷剂量氯吡格雷 300 mg,术后服用氯吡格雷 75 mg/d,3 个月后经颈动脉彩超发现,新生血管内皮已完全覆盖支架,无血管闭塞和支架内再狭窄。

氯吡格雷的使用剂量为每次 50～75 mg,每天 1 次。它的不良反应与阿司匹林比较,发生胃肠道出血的风险明显降低,发生腹泻和皮疹的风险略有增加,但明显低于噻氯匹定。主要不良反应有头昏、头胀、恶心、腹泻,偶有出血倾向。氯吡格雷禁用于对本品过敏者及近期有活动性出血者。

3.双嘧达莫

双嘧达莫又名潘生丁,通过抑制磷酸二酯酶活性,阻止环腺苷酸(cAMP)的降解,提高血小板 cAMP 的水平,具有抗血小板黏附聚集的能力。双嘧达莫已作为预防和治疗冠心病、心绞痛的药物,而用于防治缺血性脑卒中的效果仍有争议。欧洲脑卒中预防研究大宗随机对照试验(RCT)研究认为双嘧达莫与阿司匹林联合防治缺血性脑卒中,疗效是单用阿司匹林或双嘧达莫的 2 倍,并不会导致更多的出血不良反应。

美国 FDA 最近批准了阿司匹林和双嘧达莫复方制剂用于预防脑卒中。这一复方制剂每片含阿司匹林 50 mg 和缓释双嘧达莫 400 mg。一项单中心大规模随机试验发现,与单用小剂量阿司匹林比较,这种复方制剂可使脑卒中发生率降低 22%,但这项资料的价值仍有争论。

双嘧达莫的不良反应轻而短暂,长期服用可有头痛、头晕、呕吐、腹泻、面红、皮疹和皮肤瘙痒等。

4.血小板糖蛋白(glycoprotein,GP)Ⅱb/Ⅲa 受体拮抗剂

GPⅡb/Ⅲa 受体拮抗剂是一种新型抗血小板药,其通过阻断 GPⅡb/Ⅲa 受体与纤维蛋白原配体的特异性结合,有效抑制各种血小板激活剂诱导的血小板聚集,进而防止血栓形成。GPⅡb/Ⅲa 受体是一种血小板膜蛋白,是血小板活化和聚集反应的最后通路。GPⅡb/Ⅲa 受体拮抗剂能完全抑制血小板聚集反应,是作用最强的抗血小板药。

GPⅡb/Ⅲa 受体拮抗剂分 3 类,即抗体类如阿昔单抗、肽类如依替巴肽和非肽类如替罗非班。这 3 种药物均获美国 FDA 批准应用。

该药还能抑制动脉粥样硬化斑块的其他成分,对预防动脉粥样硬化和修复受损血管壁起重要作用。GPⅡb/Ⅲa 受体拮抗剂在缺血性脑卒中二级预防中的剂量、给药途径、时间、监护措施以及安全性等目前仍在探讨之中。

有报道对于 rt-PA 溶栓和球囊血管成形术机械溶栓无效的大血管闭塞和急性缺血性脑卒中患者,GPⅡb/Ⅲa 受体拮抗剂能够提高治疗效果。阿昔单抗的抗原性虽已减低,但仍有部分患者可引起变态反应。

5.西洛他唑

西洛他唑又名培达,可抑制磷酸二酯酶(PDE),特别是 PDEⅢ,提高 cAMP 水平,从而起到扩张血管和抗血小板聚集的作用,常用剂量为每次 50～100 mg,每天 2 次。

为了检测西洛他唑对颅内动脉狭窄进展的影响,Kwan 进行了一项多中心双盲随机与安慰剂对照研究,将 135 例大脑中动脉 M1 段或基底动脉狭窄有急性症状者随机分为两组,一组接受西洛他唑200 mg/d治疗,另一组给予安慰剂治疗,所有患者均口服阿司匹林 100 mg/d,在进入试验和 6 个月后分别做 MRA 和 TCD 对颅内动脉狭窄程度进行评价。主要转归指标为 MRA 上有症状颅内动脉狭窄的进展,次要转归指标为临床事件和 TCD 的狭窄进展。西洛他唑组,45 例有症状颅内动脉狭窄者中有 3 例(6.7%)进展、11 例(24.4%)缓解;而安慰剂组 15 例(28.8%)进展、8 例(15.4%)缓解,两组差异有显著性意义。

有症状颅内动脉狭窄是一个动态变化的过程,西洛他唑有可能防止颅内动脉狭窄的进展。西洛他唑的不良反应可有皮疹、头晕、头痛、心悸、恶心、呕吐,偶有消化道出血、尿路出血等。

6.三氟柳

三氟柳的抗血栓形成作用是通过干扰血小板聚集的多种途径实现的,如不可逆性抑制环氧化酶(CoX)和 TXA$_2$ 的形成。三氟柳抑制内皮细胞 CoX 的作用极弱,不影响前列腺素合成。另外,三氟柳及其代谢产物 2-羟基-4-三氟甲基苯甲酸可抑制磷酸二酯酶,增加血小板和内皮细胞内 cAMP 的浓度,增强血小板的抗聚集效应,该药应用于人体时不会延长出血时间。

有研究将 2 113 例 TIA 或脑卒中患者随机分组,进行三氟柳(600 mg/d)或阿司匹林(325 mg/d)治疗,平均随访 30.1 个月,主要转归指标为非致死性缺血性脑卒中、非致死性心肌梗死和血管性疾病死亡的联合终点,结果两组联合终点发生率、各个终点事件发生率和存活率均无明显差异,三氟柳组出血性事件发生率明显低于阿司匹林组。

7.沙格雷酯

沙格雷酯又名安步乐克,是 5-HT$_2$ 受体阻滞剂,具有抑制由 5-HT 增强的血小板聚集作用和由 5-HT 引起的血管收缩的作用,增加被减少的侧支循环血流量,改善周围循环障碍等。口服沙格雷酯后 1~5 小时即有抑制血小板的聚集作用,可持续 4~6 小时。口服每次 100 mg,每天 3 次。不良反应较少,可有皮疹、恶心、呕吐和胃部灼热感等。

8.曲克芦丁

曲克芦丁又名维脑路通,能抑制血小板聚集,防止血栓形成,同时能对抗5-HT、缓激肽引起的血管损伤,增加毛细血管抵抗力,降低毛细血管通透性等。每次 200 mg,每天 3 次,口服;或每次 400~600 mg 加入 5%葡萄糖注射液或0.9%氯化钠注射液 250~500 mL 中静脉滴注,每天1次,可连用 15~30 天。不良反应较少,偶有恶心和便秘。

(四)扩血管治疗

扩张血管药目前仍然是广泛应用的药物,但脑梗死急性期不宜使用,因为脑梗死病灶后的血管处于血管麻痹状态,此时应用血管扩张药,能扩张正常血管,对病灶区的血管不但不能扩张,还要从病灶区盗血,称"偷漏现象"。因此,血管扩张药应在脑梗死发病 2 周后才应用。常用的扩张血管药有以下几种。

1.丁苯酞

每次 200 mg，每天 3 次，口服。偶见恶心，腹部不适，有严重出血倾向者忌用。

2.倍他司汀

每次 20 mg 加入 5％葡萄糖注射液 500 mL 中静脉滴注，每天1次，连用10～15 天；或每次8 mg，每天3次，口服。有些患者会出现恶心、呕吐和皮疹等不良反应。

3.盐酸法舒地尔注射液

每次 60 mg（2 支）加入 5％葡萄糖注射液或 0.9％氯化钠注射液 250 mL 中静脉滴注，每天1次，连用 10～14 天。可有一过性颜面潮红、低血压和皮疹等不良反应。

4.丁咯地尔

每次 200 mg 加入 5％葡萄糖注射液或 0.9％氯化钠注射液250～500 mL中，缓慢静脉滴注，每天1次，连用 10～14 天。可有头痛、头晕、肠胃道不适等不良反应。

5.银杏达莫注射液

每次 20 mL 加入 5％葡萄糖注射液或 0.9％氯化钠注射液 500 mL 中静脉滴注，每天 1 次，可连用14 天。偶有头痛、头晕、恶心等不良反应。

6.葛根素注射液

每次 500 mg 加入 5％葡萄糖注射液或 0.9％氯化钠注射液 500 mL 中静脉滴注，每天 1 次，连用14 天。少数患者可出现皮肤瘙痒、头痛、头昏、皮疹等不良反应，停药后可自行消失。

7.灯盏花素注射液

每次 20 mL（含灯盏花乙素 50 g）加入 5％葡萄糖注射液或 0.9％氯化钠注射液 250 mL 中静脉滴注，每天 1 次，连用 14 天。偶有头痛、头昏等不良反应。

(五)钙通道阻滞剂

钙通道阻滞剂是继 β 受体阻滞剂之后，脑血管疾病治疗中最重要的进展之一。正常时细胞内钙离子浓度为 10^{-9} mol/L，细胞外钙离子浓度比细胞内大 10 000 倍。在病理情况下，钙离子迅速内流到细胞内，使原有的细胞内外钙离子平衡破坏，结果造成：①由于血管平滑肌细胞内钙离子增多，导致血管痉挛，加重缺血、缺氧。②由于大量钙离子激活 ATP 酶，使 ATP 酶加速消耗，结果细胞内能量不足，多种代谢无法维持。③由于大量钙离子破坏了细胞膜的稳定性，使许多有害物质释放出来。④由于神经细胞内钙离子陡增,可加速已经衰竭的细胞死亡。使用钙通道阻滞剂的目的在于阻止钙离子内流到细胞内,阻断上述病理过程。

钙通道阻滞剂改善脑缺血和解除脑血管痉挛的机制可能是:①解除缺血灶中的血管痉挛。②抑制肾上腺素能受体介导的血管收缩,增加脑组织葡萄糖利用率,继而增加脑血流量。③有梗死的半球内血液重新分布,缺血区脑血流量增加,高血流区血流量减少,对临界区脑组织有保护作用。几种常用的钙通道阻滞剂。

1.尼莫地平

尼莫地平为选择性扩张脑血管作用最强的钙通道阻滞剂。口服,每次40 mg,每天3~4次。注射液,每次24 mg,溶于5%葡萄糖注射液 1 500 mL中静脉滴注,开始注射时,1 mg/h,若患者能耐受,1 小时后增至2 mg/h,每天1次,连续用药 10 天,以后改用口服。德国 Bayer 药厂生产的尼莫同,每次口服30~60 mg,每天3次,可连用1个月。注射液开始2小时可按照0.5 mg/h 静脉滴注,如果耐受性良好,尤其血压无明显下降时,可增至 1 mg/h,连用7~10天后改为口服。该药规格为尼莫同注射液 50 mL 含尼莫地平 10 mg,一般每天静脉滴注 10 mg。不良反应比较轻微,口服时可有一过性消化道不适、头晕、嗜睡和皮肤瘙痒等。静脉给药可有血压下降(尤其是治疗前有高血压者)、头痛、头晕、皮肤潮红、多汗、心率减慢或心率加快等。

2.尼卡地平

尼卡地平对脑血管的扩张作用强于外周血管的作用。每次口服 20 mg,每天3~4次,连用1~2个月。可有胃肠道不适、皮肤潮红等不良反应。

3.氟桂利嗪

氟桂利嗪又名西比灵,每次 5~10 mg,睡前服。有嗜睡、乏力等不良反应。

4.桂利嗪

桂利嗪又名脑益嗪,每次口服 25 mg,每天3次。有嗜睡、乏力等不良反应。

(六)防治脑水肿

大面积脑梗死、出血性梗死的患者多有脑水肿,应给予降低颅压处理,如床头抬高30°角,避免有害刺激、解除疼痛、适当吸氧和恢复正常体温等基本处理;有条件行颅内压测定者,脑灌注压应保持在 9.3 kPa(70 mmHg)以上;避免使用低渗和含糖溶液,如脑水肿明显者应快速给予降颅压处理。

1.甘露醇

甘露醇对缩小脑梗死面积与减轻病残有一定的作用。甘露醇除降低颅内压外,还可降低血液黏度、增加红细胞变形性、减少红细胞聚集、减少脑血管阻力、增加灌注压、提高灌注量、改善脑的微循环。同时,还可提高心排血量。每次125～250 mL 静脉滴注,6 小时 1 次,连用 7～10 天。甘露醇治疗脑水肿疗效快、效果好。不良反应:降颅压有反跳现象,可能引起心力衰竭、肾功能损害、电解质紊乱等。

2.复方甘油注射液

能选择性脱出脑组织中的水分,可减轻脑水肿;在体内参加三羧酸循环代谢后转换成能量,供给脑组织,增加脑血流量,改善脑循环,因而有利于脑缺血病灶的恢复。每天 500 mL 静脉滴注,每天2 次,可连用 15～30 天。静脉滴注速度应控制在 2 mL/min,以免发生溶血反应。由于要控制静脉滴速,并不能用于急救。有大面积脑梗死的患者,有明显脑水肿甚至发生脑疝,一定要应用足量的甘露醇,或甘露醇与复方甘油同时或交替用药,这样可以维持恒定的降颅压作用和减少甘露醇的用量,从而减少甘露醇的不良反应。

3.七叶皂苷钠注射液

有抗渗出、消水肿、增加静脉张力、改善微循环和促进脑功能恢复的作用。每次 25 mg 加入 5％葡萄糖注射液或 0.9％氯化钠注射液 250～500 mL 中静脉滴注,每天 1 次,连用 10～14 天。

4.手术减压治疗

手术减压治疗主要适用于恶性 MCA 梗死和小脑梗死。

(七)提高血氧和辅助循环

高压氧是有价值的辅助疗法,在脑梗死的急性期和恢复期都有治疗作用。最近研究提示,脑广泛缺血后,纠正脑的乳酸中毒或脑代谢产物积聚,可恢复神经功能。高压氧向脑缺血区域弥散,可使这些区域的细胞在恢复正常灌注前得以生存,从而减轻缺血缺氧后引起的病理改变,保护受损的脑组织。

(八)神经细胞活化剂

据一些药物实验研究报告,这类药物有一定的营养神经细胞和促进神经细胞活化的作用,但确切的效果,尚待进一步大宗临床验证和评价。

1.胞磷胆碱

胞磷胆碱参与体内卵磷脂的合成,有改善脑细胞代谢的作用和促进意识的恢复。每次750 mg加入 5％葡萄糖注射液 250 mL 中静脉滴注,每天 1 次,连用 15～30 天。

2.三磷酸胞苷二钠

三磷酸胞苷二钠主要药效成分是三磷酸胞苷,该物质不仅能直接参与磷脂与核酸的合成,而且还间接参与磷脂与核酸合成过程中的能量代谢,有神经营养、调节物质代谢和抗血管硬化的作用。每次 60～120 mg 加入 5％葡萄糖注射液 250 mL 中静脉滴注,每天 1 次,可连用 10～14 天。

3.小牛血去蛋白提取物

小牛血去蛋白提取物又名爱维治,是一种小分子肽、核苷酸和寡糖类物质,不含蛋白质和致热原。爱维治可促进细胞对氧和葡萄糖的摄取和利用,使葡萄糖的无氧代谢转向为有氧代谢,使能量物质生成增多,延长细胞生存时间,促进组织细胞代谢、功能恢复和组织修复。每次 1 200～1 600 mg 加入 5％葡萄糖注射液 500 mL 中静脉滴注,每天1次,可连用 15～30 天。

4.依达拉奉

依达拉奉是一种自由基清除剂,有抑制脂自由基的生成、抑制细胞膜脂质过氧化连锁反应及抑制自由基介导的蛋白质、核酸不可逆的破坏作用,是一种脑保护药物。每次 30 mg 加入 5％葡萄糖注射液250 mL中静脉滴注,每天 2 次,连用 14 天。

(九)其他内科治疗

1.调节和稳定血压

急性脑梗死患者的血压检测和治疗是一个存在争议的领域。因为血压偏低会减少脑血流灌注,加重脑梗死。在急性期,患者会出现不同程度的血压升高。原因是多方面的,如脑卒中后的应激反应、膀胱充盈、疼痛及机体对脑缺氧和颅内压升高的代偿反应等,且其升高的程度与脑梗死病灶大小和部位、疾病前是否患高血压有关。脑梗死早期的高血压处理取决于血压升高的程度及患者的整体情况。ASA 和 EUSI 都赞同:收缩压超过 29.3 kPa(220 mmHg)或舒张压超过16.0 kPa(120 mmHg)以上,则应给予谨慎缓慢降压治疗,并严密观察血压变化,防止血压降得过低。然而有一些脑血管治疗中心,主张只有在出现下列情况才考虑降压治疗,如合并夹层动脉瘤、肾衰竭、心脏衰竭及高血压脑病时。但在溶栓治疗时,需及时降压治疗,应避免收缩压>24.0 kPa(185 mmHg),以防止继发性出血。降压推荐使用微输液泵静脉注射硝普钠,可迅速、平稳地降低血压至所需水平,也可用利喜定(压宁定)、卡维地洛等。血压过低对脑梗死不利,应适当提高血压。

2.控制血糖

糖尿病是脑卒中的危险因素之一，并可加重急性脑梗死和局灶性缺血再灌注损伤。ESO《缺血性脑卒中和短暂性脑缺血发作处理指南》(EUSI,2008年)指出，已证实急性脑卒中后高血糖与大面积脑梗死、皮质受累及其功能转归不良有关，但积极降低血糖能否改善患者的临床转归，尚缺乏足够证据。如果过去没有糖尿病史，只是急性脑卒中后血糖应激性升高，则不必应用降糖措施，只需输液中尽量不用葡萄糖注射液似可降低血糖水平；有糖尿病史的患者必须同时应用降糖药适当控制高血糖；血糖超过 10 mmol/L(180 mg/dL)时需降糖处理。

3.心脏疾病的防治

对并发心脏疾病的患者要采取相应防治措施，如果要应用甘露醇脱水治疗，则必须加用呋塞米以减少心脏负荷。

4.防治感染

对有吞咽困难或意识障碍的脑梗死患者，常常容易合并肺部感染，应给予相应抗生素和止咳化痰药物，必要时行气管切开，有利吸痰。

5.保证营养和水、电解质的平衡

特别是对有吞咽困难和意识障碍的患者，应采用鼻饲，保证营养、水与电解质的补充。

6.体温管理

在实验室脑卒中模型中，发热与脑梗死体积增大和转归不良有关。体温升高可能是中枢性高热或继发感染的结果，均与临床转归不良有关。应积极迅速找出感染灶并予以适当治疗，并可使用乙酰氨基酚进行退热治疗。

(十)康复治疗

脑梗死患者只要生命体征稳定，应尽早开始康复治疗，主要目的是促进神经功能的恢复。早期进行瘫痪肢体的功能锻炼和语言训练，防止关节挛缩和足下垂，可采用针灸、按摩、理疗和被动运动等措施。

七、预后与预防

(一)预后

(1)如果得到及时的治疗，特别是能及时在卒中单元获得早期溶栓疗法等系统规范的中西医结合治疗，可提高疗效，减少致残率，30%～50%的患者能自理生活，甚至恢复工作能力。

（2）脑梗死国外病死率为 6.9%～20%，其中颈内动脉系梗死为 17%，椎-基底动脉系梗死为 18%。秦震等观察随访经 CT 证实的脑梗死患者 1～7 年的预后情况，发现：①累计生存率，6 个月为 96.8%，12 个月为 91%，2 年为 81.7%，3 年为 81.7%，4 年为 76.5%，5 年为 76.5%，6 年为 71%，7 年为 71%。急性期病死率为 22.3%，其中颈内动脉系 22%，椎-基底动脉系 25%。意识障碍、肢体瘫痪和继发肺部感染是影响预后的主要因素。②累计病死率在开始半年内迅速上升，一年半达高峰。说明发病后一年半不能恢复自理者，继续恢复的可能性较小。

（二）预防

1.一级预防

一级预防是指发病前的预防，即通过早期改变不健康的生活方式，积极主动地控制危险因素，从而达到使脑血管疾病不发生或发病年龄推迟的目的。从流行病学角度看，只有一级预防才能降低人群发病率，所以对于病死率及致残率很高的脑血管疾病来说，重视并加强开展一级预防的意义远远大于二级预防。

对血栓形成性脑梗死的危险因素及其干预管理有下述几方面：服用降血压药物，有效控制高血压，防治心脏病，冠心病患者应服用小剂量阿司匹林，定期监测血糖和血脂，合理饮食和应用降糖药物和降脂药物，不抽烟、不酗酒，对动脉狭窄患者及无症状颈内动脉狭窄患者一般不推荐手术治疗或血管内介入治疗，对重度颈动脉狭窄（≥70%）的患者在有条件的医院可以考虑行颈动脉内膜切除术或血管内介入治疗。

2.二级预防

脑卒中首次发病后应尽早开展二级预防工作，可预防或降低再次发生率。二级预防有下述几个方面：首先要对第 1 次发病机制正确评估，管理和控制血压、血糖、血脂和心脏病，应用抗血小板聚集药物，颈内动脉狭窄的干预同一级预防，有效降低同型半胱氨酸水平等。

第三章

脑神经疾病

第一节 面肌痉挛

一、概述

面肌痉挛又称面肌抽搐,以一侧面肌阵发性不自主抽动为表现。发病率约为 64/10 万。

二、病因与病理生理

病因未明。多数认为是面神经行程的某一部位受到刺激或压迫导致异位兴奋或为突触传导所致,邻近血管压迫较多见。

三、诊断步骤

(一)病史采集要点

1.起病情况

慢性起病,多见于中老年人,女性多见。

2.主要临床表现

从眼轮匝肌的轻微间歇性抽动开始,逐渐扩散至口角、一侧面肌,严重时可累及同侧颈阔肌。疲劳、精神紧张可诱发症状加剧,入睡后抽搐停止。

3.既往病史

少数患者曾有面神经炎病史。

(二)体格检查要点

(1)一般情况:好。

(2)神经系统检查:可见一侧面肌阵发性不自主抽搐,无其他阳性体征。

（三）门诊资料分析

根据典型的临床表现和无其他阳性体征，可以做出诊断。

（四）进一步检查项目

在必要时可行下列检查。

（1）肌电图：可见肌纤维震颤和肌束震颤波。

（2）脑电图检查：结果正常。

（3）极少数患者的颅脑 MRI 可以发现小血管对面神经的压迫。

四、诊断对策

（一）诊断要点

一侧面肌阵发性抽动、无神经系统阳性体征可以诊断。

（二）鉴别诊断要点

1. 继发性面肌痉挛

炎症、肿瘤、血管性疾病、外伤等均可出现面肌痉挛，但常常伴有其他神经系统阳性体征，不难鉴别，颅脑 CT/MRI 检查可以帮助明确诊断。

2. 部分运动性发作癫痫

面肌抽搐幅度较大，多伴有头颈、肢体的抽搐。脑电图可有癫痫波发放，颅脑 CT/MRI 可有阳性发现。

3. 睑痉挛-口下颌肌张力障碍综合征（Meige 综合征）

多见于老年女性，双侧眼睑痉挛，伴有口舌、面肌、下颌和颈部的肌张力障碍。

4. 舞蹈病

可出现双侧性面肌抽动，伴有躯干、四肢的不自主运动。

5. 习惯性面肌抽搐

多见于儿童和青少年，为短暂的面肌收缩，常为双侧，可由意志力短时控制，发病和精神因素有关。肌电图和脑电图正常。

6. 功能性眼睑痉挛

多见于中年以上女性，局限于双侧的眼睑，不累及下半面部。

五、治疗对策

（一）治疗原则

消除痉挛，病因治疗。

(二)治疗计划

1.药物治疗

药物治疗可用抗癫痫药或镇静药,如卡马西平开始每次 0.1 g,每天 2～3 次,口服,逐渐增加剂量,最大量不能超过 1.2 g/d;巴氯芬开始每次 5 mg,每天 2～3 次,口服,以后逐渐增加剂量至 30～40 mg/d,最大量不超过 80 mg/d;氯硝西泮,0.5～6 mg/d,维生素 B_{12},500 μg/次,每天 3 次,口服,可酌情选用。

2.A 型肉毒毒素(BTXA)注射治疗

本法是目前最安全有效的治疗方法。BTXA 作用于局部胆碱能神经末梢的突触前膜,抑制乙酰胆碱囊泡的释放,减弱肌肉收缩力,缓解肌肉痉挛。根据受累的肌肉可注射于眼轮匝肌、颊肌、颧肌、口轮匝肌、颏肌等,不良反应有注射侧面瘫、视蒙、暴露性角膜炎等。疗效可维持 3～6 个月,复发可重复注射。

3.面神经梳理术

通过手术对茎乳孔内的面神经主干进行梳理,可缓解症状,但有不同程度的面瘫,数月后可能复发。

4.面神经阻滞

可用酒精、维生素 B_{12} 等对面神经主干或分支注射以缓解症状。伴有面瘫,复发后可重复治疗。

5.微血管减压术

通过手术将面神经和相接触的微血管隔开以解除症状,并发症有面瘫、听力下降等。

(三)治疗方案的选择

对于早期症状轻的患者可先予药物治疗,效果欠佳可用 BTXA 局部注射治疗,无禁忌也可考虑手术治疗。

六、病程观察及处理

定期复诊,记录治疗前后的痉挛强度分级的评分(0 级无痉挛;1 级外部刺激引起瞬目增多;2 级轻度,眼睑面肌轻微颤动,无功能障碍;3 级中度,痉挛明显,有轻微功能障碍;4 级重度,严重痉挛和功能障碍,如行走困难、不能阅读等)变化,评估疗效。

七、预后评估

本症一般不会自愈，积极治疗疗效满意，如 BTXA 注射治疗的有效率高达95％以上。

第二节　三叉神经痛

一、概述

三叉神经痛是指原因未明的三叉神经分布范围内的突发性、短暂性、反复性及刻板性的剧烈的疼痛。

三叉神经痛常见于中年女性。该病的发病率为（5.7～8.1)/10 万。患病率45.1/10 万。

二、病因及发病机制

三叉神经痛的病因及发病机制目前还不清楚。

（一）周围病变学说

有的学者根据手术、尸体解剖或 MRA 检查的资料，发现很多三叉神经痛的患者在三叉神经入脑桥的地方有异常的血管网压迫，刺激三叉神经根，从而产生疼痛。

（二）中枢性学说

根据患者的发作具有癫痫发作的特点，学者认为患者的病变是在中枢神经系统，是与面部疼痛有关的丘脑-皮质-三叉神经脊束核的刺激性病变所致。

（三）短路学说

三叉神经进入脑桥有一段无髓鞘区，由于受血管压迫等因素的作用，可以造成无髓鞘的神经纤维紧密的结合，在这些神经纤维之间形成假性"突触"，相邻神经纤维之间的传入、传出冲动之间发生"短路"（传入、传出的冲动由于"短路"，而都可以成为传入的信号）冲动的叠加，容易达到神经元的痛阈，诱发疼痛。

三、病理

有关三叉神经痛的病理报道很少。有的研究发现，患者的三叉神经节细胞有变性,轴突有增生,其髓鞘有节段性的脱失等。

四、临床表现

(一)发病情况

常见于 50 岁左右的女性患者,男女患者的比例为 1∶3。

(二)疼痛部位

三叉神经一侧的下颌支疼痛最为常见,其次是上颌支、眼支。有部分患者可以累及两支(多为下颌支和上颌支)甚至三支(有的学者提出,如果疼痛区域在三叉神经第一支,尤其是单独影响三叉神经第一支的,诊断三叉神经痛要特别慎重!)。

(三)疼痛特点

疼痛具有突发性、短暂性、反复性及刻板性的特点。发作前没有先兆,突然发作,发作常常持续数秒,很少超过 2 分钟,每次发作的疼痛性质及部位固定,疼痛的程度剧烈,患者难以忍受,疼痛的性质常常为电击样、刀割样。

(四)伴随症状

疼痛发作时可伴有面部潮红、流泪、结膜充血。

(五)疼痛的扳机点

患者疼痛的发作常常可以由触摸、刺激(如说话、咀嚼、洗脸、刷牙)以下部位诱发:口角、面颊、鼻翼。

(六)诱发因素

因吞咽动作能诱发疼痛,所以可摄取流食。与舌咽神经痛不同,因睡眠中吞咽动作不能诱发疼痛,故睡眠中不出现疼痛发作。温暖时不易疼痛发作,故入浴可预防疼痛发作,也有的患者愿在洗浴中进食。

(七)体征

神经系统检查没有异常的神经系统体征(除刺激"扳机点"诱发疼痛)。

五、诊断及鉴别诊断

(一)诊断

三叉神经痛的诊断根据患者的临床表现,尤其是其发作特点,诊断并不困难。但是要与继发性的三叉神经痛鉴别。继发性三叉神经痛有以下特点:①疼痛的程度常常不如原发性三叉神经痛剧烈,尤其是在起病的初期。②疼痛往往为持续性隐痛、阵痛,阵发性加剧。③有神经系统的阳性体征(尤其是角膜反射的改变、同侧面部的感觉障碍及三叉神经运动支的功能障碍)。常见的继发性三叉神经痛的病因有:鼻咽癌颅内转移、听神经瘤、胆脂瘤及多发性硬化等(表3-1)。

表 3-1 原发性三叉神经痛与继发性三叉神经痛的鉴别

	原发性三叉神经痛	继发性三叉神经痛
病因	不明	鼻咽癌颅内转移、听神经瘤、胆脂瘤等
疼痛程度	剧烈	较轻,常为钝痛
疼痛的范围	局限	常累及整个半侧面部
疼痛的持续时间	短暂	持续性痛
扳机点	有	没有
神经系统体征	无	有

(二)鉴别诊断

三叉神经痛还应与以下几种疾病鉴别。

1.颞下颌关节综合征

常常为一侧面部的疼痛,以颞下颌关节处为甚,颞下颌关节活动可以诱发、加重疼痛。患者张口受限,颞下颌关节有压痛。

2.牙痛

很多三叉神经痛的患者被误诊为牙痛,有的甚至拔了多颗牙。牙痛常常为持续性,进食冷、热食品可以诱发、加重疼痛。

3.舌咽神经痛

该病的发作特点及疼痛的性质与三叉神经痛极其相似,但是疼痛的部位有很大的不同。舌咽神经痛的疼痛部位在舌后部及咽部,说话、吞咽及刺激咽部可以诱发疼痛,所以,常有睡眠中疼痛发作。

4.颞动脉炎

常常见于老年男性,疼痛为一侧颞部的持续性跳痛、胀痛,常常伴有低热、乏力、精神差等全身症状。查体可见患侧颞动脉僵硬,呈"竹筷"样改变。经激素治疗症状可以缓解、消失。

5.偏头痛

此病的发病率远较三叉神经痛的发病率高:常常见于青年女性,疼痛发作前常常有前驱症状,主要表现为乏力、注意力不集中、精神差等。约65%的患者有先兆症状,主要有视觉的先兆,表现为闪光、暗点、视野的改变等。疼痛表现为一侧头部跳痛,发作以后,疼痛的程度渐进加重,持续数小时到72小时。发作时患者常常有自主神经功能障碍的表现。

六、治疗

(一)药物治疗

目前,三叉神经痛还没有有效的治疗方法。药物治疗控制疼痛的程度及发作的频率仍为首选的治疗方法。药物治疗的原则为个体化原则,从小剂量开始用药,尽量单一用药并适时注意药物的不良反应。

常用的药物有以下几种。

1.卡马西平

由于卡马西平的半衰期为12~35小时,故理论上可以每天只服2次。常常从小剂量开始:0.1 g,2次/天,3~5天后根据患者症状控制的程度来决定加量。每次加0.1 g(早、晚各0.05 g),直到疼痛控制为止。卡马西平每天的用量不要超过1.2 g。

卡马西平常见的不良反应有:头昏、共济运动障碍,尤其是女性发生率更高。长期用药要注意检测血常规及肝功能的变化。此外,卡马西平可以引起过敏,导致剥脱性坏死性皮炎,所以,用药的初期一定要观察有无皮疹。孕妇忌用。

卡马西平是目前报道的治疗三叉神经痛的有效率最高的药物,其有效率据国内外的报道可达70%~80%。

2.苯妥英钠

苯妥英钠也可以作为治疗三叉神经痛的药物,但是有效率远较卡马西平低。椐国内外文献报道,其有效率为20%~64%。剂量为0.1 g,口服,3次/天。效果不佳时可增加剂量,通常每天增加0.05 g。最大剂量不超过0.6 g。

苯妥英钠的常见不良反应有头昏、共济运动障碍、肝功能损害及牙龈增生等。

3.托吡酯(妥泰)

托吡酯为一种多重机制的新型抗癫痫药物。近年来,国内外有文献报道,在用以上两种经典的治疗三叉神经痛的药物治疗无效时,可以选用该药。通常可以从50 mg,2次/天开始,3~5天症状控制不明显可以加量,每天加25 mg,观察3~5天,直到症状控制为止。每天的最大剂量不要超过250~300 mg。

托吡酯的不良反应极少。常见的不良反应有头昏、食欲下降及体重减轻。

国内外还有报道,有的患者用药以后出现出汗障碍。

4.氯硝西泮(氯硝安定)

通常作为备选用的药物。4～6 mg/d。常见的不良反应为头昏、嗜睡、共济运动障碍,尤其在用药的前几天。

5.氯甲酰氮䓬

300 mg/d,分 3 次餐前 30 分钟口服,无效时可增加到 600 mg。该药不良反应发生率高,常见的不良反应有困倦、蹒跚、药疹和粒细胞减少等。有时可见肝功能损害。应用该药治疗应每 2 个月进行 1 次血液检查。

6.中(成)药

如野木瓜片(七叶莲),3 片,4 次/天。椐临床观察,该药单独使用治疗三叉神经痛的有效率不高,但是可以作为以上药物治疗的辅助治疗药物。此外,还有痛宁片,4 片,3 次/天。

7.常用的方剂

(1)麻黄附子细辛汤加味:麻黄、川芎、附子各 20～30 g,细辛、荆芥、蔓荆子、菊花、桃仁、石膏、白芷各 12 g,全虫 10 g。

(2)面痛化解汤:珍珠母 30 g,丹参 15 g,川芎、当归、赤芍、秦艽、钩藤各 12 g,僵蚕、白芷各10 g,红花、羌活各 9 g,防风 6 g,甘草 5 g,细辛 3 g。

(二)非药物治疗

三叉神经痛的"标准(经典)"治疗为药物治疗,但有以下情况时可以考虑非药物治疗:①经应用各种药物正规的治疗(足量、足疗程)无效;②患者不能耐受药物的不良反应;③患者坚决要求不用药物治疗。非药物治疗的方法有很多,主要原理是破坏三叉神经的传导。常用的方法有以下几种。

1.神经阻滞(封闭)治疗

该方法是用一些药物(如无水乙醇、甘油、酚等),选择地注入三叉神经的某一支或三叉神经半月神经节内。现在由于影像技术的发展,在放射诱导下,可以较准确地将药物注射到三叉神经半月节,达到治疗的作用。由于甘油注射维持时间较长,故目前多采用甘油半月神经节治疗。神经阻滞(封闭)治疗的方法,患者面部的感觉通常能保留,没有明显的并发症。但是复发率较高,尤其是 1 年以后。

2.其他方法的三叉神经半月神经节毁坏术

如用射频热凝、伽马刀治疗等。这些方法的远期疗效目前尚未肯定。

3.手术治疗

(1)周围支切除术:通常只适用于三叉神经第一支疼痛的患者。

(2)显微的三叉神经血管减压术:这是目前正在被大家接受的一种手术治疗方法。该方法具有创伤小、安全、并发症少(尤其是对触觉及运动功能的保留)及有效率高的特点。

(3)三叉神经感觉神经根切断:该方法止痛疗效确切。

(4)三叉神经脊束切断术:目前射线(X刀、伽马刀等)治疗在三叉神经痛的治疗中以其微创、安全、疗效好越来越受到大家的重视。

4.经皮穿刺微球囊压迫(percutaneous microballoon compression,PMC)

自 Mullan 等 1983 年首次报道使用经皮穿刺微球囊压迫治疗三叉神经痛的技术以来,至今已有大量学者报道他们采用该手段所取得的临床结果。一般认为,PMC 方法与当代使用的微血管减压手术及射频热凝神经根切断术在成功率、并发症及复发率方面都有明显的可比性。其优点是操作简单、安全性高,尤其对于高龄或伴有严重疾病不能耐受较大手术者更是首选方法。其简要的方法:丙芬诱导气管内插管全身麻醉。在整个治疗过程中监测血压和心率。患者取仰卧位,使用 14 号穿刺针进行穿刺,皮肤进入点为口角外侧 2 cm 及上方 0.5 cm。在荧光屏指引下调正方向直至进入卵圆孔。应避免穿透卵圆孔。撤除针芯,放入带细不锈钢针芯的 4 号 Fogarty Catheter 直至其尖端超过穿刺针尖 12～14 cm。去除针芯,在侧位 X 线下用 Omnipaque 造影剂充盈球囊直至凸向颅后窝。参考周围的骨性标志(斜坡、蝶鞍、岩骨)检查和判断球囊的形状及位置;必要时排空球囊并重新调整导管位置,直至获得乳头凸向颅后窝的理想的梨形出现。球囊充盈容量为 0.4～1.0 mL,压迫神经节 3 分钟后,排空球囊,撤除导管,手压穿刺点 5 分钟。该法具有疗效确切、方法简单及不良反应少等优点。

第三节　舌咽神经痛

舌咽神经痛是一种出现于舌咽神经分布区的阵发性剧烈疼痛,疼痛的性质与三叉神经痛相似。本病远较三叉神经痛少见,为 1:(70～85)。

一、病因及发病机制

原发性舌咽神经痛的病因,迄今不明。可能为舌咽及迷走神经的脱髓鞘性病变引起舌咽神经的传入冲动与迷走神经之间发生"短路"所致。以致轻微的触觉刺激即可通过短路传入中枢,中枢传出的脉冲也可通过短路再传入中枢,这些脉冲达到一定总和时,即可激发上神经节及岩神经节、神经根而产生剧烈疼痛。近年来神经血管减压术的开展,发现舌咽神经痛患者椎动脉或小脑后下动脉压迫于舌咽及迷走神经上,解除压迫后症状缓解,这些患者的舌咽神经痛可能与血管压迫有关。造成舌咽神经根部受压的原因可能有多种情况,除血管因素外,还与小脑脑桥角周围的慢性炎症刺激,致蛛网膜炎性改变逐渐增厚,使血管与神经根相互紧靠,促成神经受压的过程。因为神经根部受增厚蛛网膜的粘连,动脉血管也受其粘连发生异位而固定于神经根部敏感区,致使神经受压而缺乏缓冲余地,引起神经的脱髓鞘改变。

继发性原因可能是小脑脑桥角或咽喉部肿瘤,颈部外伤,茎突过长、茎突舌骨韧带骨化等压迫刺激舌咽神经而诱发。

二、临床表现

舌咽神经痛多于中年起病,男女发病率无明显区别,左侧发病高于右侧,偶有双侧发病者。表现为发作性一侧咽部、扁桃体区及舌根部针刺样剧痛,突然开始,持续数秒至数十秒,发作期短,但疼痛难忍,可反射到同侧舌面或外耳深部,伴有唾液分泌增多。说话、反复吞咽、舌部运动、触摸患侧咽壁、扁桃体、舌根及下颌角均可引起发作。2%丁卡因麻醉咽部,可暂时减轻或止住疼痛。按疼痛的部位一般可分为2型。

(一)口咽型

疼痛区始于咽侧壁、扁桃体、软腭及舌后 1/3,而后放射到耳区,此型最为多见。

(二)耳型

疼痛区始于外耳、外耳道及乳突,或介于下颌角与乳突之间,很少放射到咽侧,此型少见。疼痛程度轻重不一,有如电击、刀割、针刺,发作短暂,间歇期由数分钟到数月不等,少数甚至长达2～3年。一般发作期越来越短,痛的时间亦越来越长。严重时可放射到头顶和枕背部。个别患者发生昏厥,可能由于颈动脉窦神经过敏引起心脏停搏所致。

神经系统检查无阳性体征。

三、诊断

根据疼痛发作的性质和特点不难做出本病的临床诊断。有时为了进一步明确诊断,可刺激扁桃体窝的"扳机点",能否诱发疼痛;或用1％丁卡因喷雾咽后壁、扁桃体窝等处,如能遏止发作,则可以证实诊断。如果经喷雾上述药物后,舌咽处的疼痛虽然消失,但耳痛却仍然保留,则可封闭颈静脉孔,若能收效,说明不仅为舌咽神经痛,而且有迷走神经的耳后支参与。

临床表现呈持续性疼痛或有神经系统阳性体征的患者,应当考虑为继发性舌咽神经痛,需要进一步检查明确病因。

四、鉴别诊断

临床上应与三叉神经痛、喉上神经痛、蝶腭神经痛及颅底、鼻咽部和小脑脑桥角肿瘤等病变引起的继发性舌咽神经痛相鉴别。

(一)三叉神经痛

两者的疼痛性质与发作情况完全相似,部位亦与其毗邻,三叉神经第三支疼痛时易与舌咽神经痛相混淆。二者的鉴别点为三叉神经痛位于三叉神经分布区、疼痛较浅表,"扳机点"在睑、唇或鼻翼;说话、洗脸、刮胡须可诱发疼痛发作。舌咽神经痛位于舌咽神经分布区,疼痛较深在,"扳机点"多在咽后壁、扁桃体窝、舌根;咀嚼、吞咽等动作常诱发疼痛发作。

(二)喉上神经痛

喉深部、舌根及喉上区间歇性疼痛,可放射到耳区和牙龈,说话和吞咽动作可以诱发,在舌骨大角间有压痛点。用1％丁卡因涂抹梨状窝区及舌骨大角处,或用2％普鲁卡因神经封闭,均能完全抑制疼痛等特点可与舌咽神经痛相鉴别。

(三)蝶腭神经节痛

此病的临床表现主要是在鼻根、眼眶周围、牙齿、颜面下部及颞部阵发性剧烈疼痛,其性质似刀割、烧灼及针刺样,并向颌、枕及耳部等放射。每天发作数次至数十次,每次持续数分钟至数小时不等。疼痛发作时多伴有流泪、流涕、畏光、眩晕和鼻塞等,有时伴有舌前1/3味觉减退。疼痛发作无明显诱因,也无"扳机点"。用1％丁卡因麻醉中鼻甲后上蝶腭神经节处,5分钟后疼痛即可消失为本病特点。

(四)继发性舌咽神经痛

颅底、鼻咽部及小脑脑桥角肿物或炎症等病变均可引起舌咽神经痛,但多呈持续性痛伴有其他颅神经障碍及神经系统局灶体征。X线颅底拍片,头颅CT扫描及MRI等影像学检查有助于寻找病因。

五、治疗

(一)药物治疗

卡马西平为最常用的药物,苯妥英钠也常用来治疗舌咽神经痛,其他的镇静止痛药物(安定、曲马朵)及传统中草药对该病也有一定的疗效。有研究发现NMDA受体在舌咽神经痛的发病机制中起一定作用,所以NMDA受体阻滞剂可有效地减轻疼痛,如氯胺酮。也有学者报道加巴喷丁可升高中枢神经系统5-HT水平,抑制痛觉,同时参与NMDA受体的调制,在神经病理性疼痛中发挥作用。这些药物为舌咽神经痛的药物治疗开辟了一个新领域。

(二)封闭疗法

维生素B_{12}和地塞米松等周围神经封闭偶有良效。有人用95%乙醇或5%酚甘油于颈静脉孔处行舌咽神经封闭。但舌咽神经与颈内动脉、静脉、迷走神经、副神经等相邻,封闭时易损伤周围神经血管,故应慎用。

(三)手术治疗

对发作频繁或疼痛剧烈者,若保守治疗无效可考虑手术治疗。常用的手术方式有以下几种。

1.微血管减压术(MVD)

国内外学者行血管减压术治疗本病收到了良好的效果,因此有学者认为采用神经血管减压术是最佳治疗方案。可保留神经功能,避免了神经切断术所致的病侧咽部干燥、感觉消失和复发之弊端。

2.经颅外入路舌咽神经切断术

术后复发率较高,建议对不能耐受开颅的患者可试用这种方法。

3.经颅舌咽神经切断术

如术中探查没有明显的血管压迫神经,则可选用舌咽神经切断术。

4.经皮穿刺射频热凝术

在CT引导下可大大减少其并发症的发生。另外舌咽神经传入纤维在脑桥处加入了三叉神经的下支,开颅在此毁损可阻止舌咽神经痛的传导通路。

六、预后

舌咽神经痛如不给予治疗,一般不会自然好转,疼痛发作次数频繁,持续时间越来越少,严重影响患者的生活及工作。

第四节　前庭蜗神经疾病

前庭蜗神经包括蜗神经和前庭神经,两者通常一起讨论。

一、蜗神经疾病

(一)病因

各种急、慢性迷路炎,药物中毒(如链霉素、新霉素、庆大霉素等),颞骨,内耳外伤,噪声,听神经炎,脑膜炎,蛛网膜炎,脑桥小脑角肿瘤,脑桥病变,动脉硬化症,神经衰弱,遗传因素和全身性疾病(贫血和高血压等)等。

(二)临床表现

最常见的症状是耳鸣、听觉过敏和耳聋(听力减退或丧失)。根据耳鸣和耳聋的特点可鉴别传导性和神经性。低音调耳鸣(轰轰、嗡嗡似雷声、飞机声)通常是传导器的病变。高音调耳鸣(吱吱声、蝉鸣声、鸟叫声)常为感音器的病变。神经性耳聋听力障碍的共同特点是以高音频率为主,气导大于骨导,Weber 试验偏向健侧。

(三)治疗

首先是病因治疗。其他对症治疗包括应用 B 族维生素、扩张血管药物及能量合剂等。还可行针灸治疗,严重者的听力障碍应佩戴助听器。

二、前庭神经疾病

前庭神经的功能是调节机体平衡和对各种加速度的反应。当前庭功能受到异常刺激和功能障碍时,可出现一系列的症状和体征。

(一)病因

迷路炎、内耳眩晕病、迷路动脉血液供应障碍及药物中毒;脑桥小脑角肿瘤和脑桥小脑角蛛网膜炎;听神经炎和前庭神经元炎;各种原因所致的脑干病变;心血管系统的病变等。

(二)临床表现

1.眩晕

患者感觉自身或外界物体旋转或晃动(或称为运动幻觉)常伴有眼球震颤和

共济失调，以及迷走神经的刺激症状如面色苍白、恶心和呕吐、出汗及血压脉搏的变化，严重时可出现晕厥。

2.眼球震颤

通常为自发性眼球震颤，由快相和慢相组成，快相代表眼球震颤的方向。前庭周围性眼球震颤多为水平性，而且伴有明显的眩晕，闭眼后症状并不能减轻。

3.自发性肢体偏斜

表现为站立不稳或向一侧倾倒。肢体偏斜的方向与前庭周围神经病变侧和眼球震颤的慢相是一致的。而前庭中枢性损害三者的方向是不定的。

(三)诊断和鉴别诊断

首先应确定病变是否位于前庭神经，前庭神经损害的部分患者通常伴有听力障碍。其次是根据眩晕的性质和伴发症状、自发性眼球震颤的特点、肢体倾倒的方向以及各种前庭功能试验的结果鉴别是前庭周围性病变还是中枢性病变。最后结合以上临床特点和借助于各种辅助检测手段对病变进行进一步的定性诊断或病因诊断。

(四)治疗

1.病因治疗

根据不同的病因采取针对性的治疗，如肿瘤行手术切除；炎症进行抗感染；缺血性病变用扩张血管药物等。

2.对症治疗

(1)常规剂量的各种安定剂和镇静剂。

(2)常规剂量的抗组胺类药物，如盐酸苯海拉明、氯苯那敏、异丙嗪等。

(3)伴有严重呕吐的患者可肌内注射东莨菪碱 0.3 mg，或阿托品 0.5 mg。

(4)维生素、谷维素等。

第四章

自主神经疾病

第一节 间 脑 病 变

间脑由丘脑、丘脑底、下丘脑、膝状体及第三脑室周围结构所组成,是大脑皮质与各低级部位联系的重要结构。"间脑病变"一词,一般用于包括与间脑有关的自主神经功能障碍、精神症状和躯体方面的体重变化、水分潴留、体温调节、睡眠-觉醒节律、性功能、皮肤素质等异常和反复发作性的症状群,脑电图中可有特征性变化。

一、病因和病理

引起间脑病变最主要的原因为肿瘤,如颅咽管瘤、垂体瘤或丘脑肿瘤的压迫。其次是感染、损伤、中毒和血管疾病等。据文献报道 160 例的综合性统计中,肿瘤占 52%,炎症(如脑膜炎、脑炎、结核、蛛网膜炎等)占 20%,再次为血管病变、颅脑损伤等。少数病因不明。

间脑病变的症状与间脑破坏的程度不成比例。在动物实验中,破坏第三脑室的底部达 1/4 可不发生任何症状;破坏下丘脑后部达 2/3 则可引起恶病质而死亡。据对第一、二次世界大战中大量的脑损伤病例的观察,发现间脑损害患者而所谓间脑病变的症状并不多见。有人分析了 2 000 例脑损伤的间脑反应,认为"间脑病"的诊断应当小心。反之,某些患者有较严重的自主神经、心血管系统、水代谢、睡眠-觉醒系统的功能紊乱,但在死后的检查中并不一定有严重的间脑破坏和组织学改变,或仅见轻度脑萎缩等。

二、临床表现

间脑病变的临床表现极为复杂,基本可分为定位性症状和发作性症状两大方面。

(一)定位性症状

1.睡眠障碍

睡眠障碍是间脑病变的突出症状之一。下丘脑后部病变时,大部分患者有睡眠过多现象,即嗜睡,但少数患者失眠。当下丘脑后区大脑脚受累时,则表现为发作性嗜睡病和猝倒症等。常见的临床类型如下。

(1)发作性睡病:表现为发作性的不分场合的睡眠,持续数分钟至数小时,睡眠性质与正常人相似。这是间脑特别是下丘脑病变中最常见的一种表现形式。

(2)异常睡眠症:发作性睡眠过多,每次发作时可持续睡眠数天至数周,但睡眠发作期常可喊醒吃饭、小便等,饭后又睡,其睡眠状态与正常相同。

(3)发作性嗜睡-强食症:患者不可控制地出现发作性睡眠,每次睡眠持续数小时至数天,醒后暴饮暴食,食量数倍于常量,且极易饥饿。患者多数肥胖,但无明显内分泌异常。数月至数年反复发作 1 次,发作间并无异常。起病多在 10～20 岁,男性较多,至成年后可自愈。

2.体温调节障碍

下丘脑病变产生的体温变化,可表现如下特征。

(1)低热:一般维持于 37.3～37.8 ℃,很少达 39 ℃以上。如连续测量几天体温,有时可发现体温的曲线是多变性的,这种 24 小时体温曲线,有助于了解温度调节障碍。

(2)体温过低:下丘脑的前部和邻近的隔区与身体的散热可能有关,主要通过皮肤血管扩张和排汗(副交感神经)调节,而下丘脑的后侧部则可能与保热和产热有关,主要通过肌肉的紧张和皮肤血管收缩(交感神经)造成。故当下丘脑前部或灰结节区病变时,散热发生故障,这时很容易使温度过高;而下丘脑后侧部病变时产热机制减弱或消失,常可引起体温过低。

(3)高热:下丘脑视前区两侧急性病变常有体温很快升高,甚至死亡后仍然有很高体温。神经外科手术或急性颅脑损伤影响该区域时,往往在 12 小时内出现高热,但肢体是冰冷的,躯干温暖,有些患者甚至心率及呼吸保持正常。高热时服解热剂无效,体表冷敷及给氯丙嗪降温反应良好。但是下丘脑占位性病变,可因破坏区域极广而没有体温的明显变化;反之,亦可因下丘脑肿瘤选择性地破坏而引起体温持久升高,脑桥中脑血管性病变也可出现高热。

3.尿崩症

下丘脑的病变损害视上核、室旁核或视上核-垂体束,均常发生血管升压素分泌过少,可引起尿崩症。各种年龄均可得病,但以 10～20 岁为多,男性稍多于女性。起病可骤可缓。主要症状有多尿(失水)、口渴、多饮。每昼夜排尿总量常在 5～6 L,多至 10 L 余,尿比重低(<1.006),但不含糖。每天饮水也多,总量与尿量相接近,如限制喝水,尿量往往仍多而引起失水。患者有头痛、疲乏、肌肉疼痛、体温降低、心动过速、体重减轻。久病者常因烦渴多饮,日夜不宁,发生失眠、焦虑、烦躁等神经情绪症状。若下丘脑前部核群功能亢进,或双侧视交叉上核损害,偶尔亦发生少饮及乏尿症。

4.善饥

下丘脑病变引起过分饥饿较烦渴症状为少见。善饥症发现在额叶双侧病变,包括大脑皮质弥散性疾病及双侧前额叶切除后。轻度善饥症状见于激素治疗及少数精神分裂症患者。这些患者对食欲估计不能。在强食症中,表现过分饥饿,伴周期性发作性睡眠过度等症状,常归因于下丘脑病变。双额叶病变时,偶亦发生善饥,表现贪食,吃不可食的东西,同时有视觉辨别功能丧失、攻击行为及性活动增加等症状。

5.性功能和激素代谢障碍性功能异常

表现为性欲减退,儿童病例有发育迟缓或早熟,青春期后女性则月经周期改变或闭经,男性则精子形成障碍甚至阳痿。Bauer 分析 60 例下丘脑病变,有 24 例发育早熟,19 例为性功能减退。此种障碍之出现常用下丘脑脊髓纤维及下丘脑垂体纤维通过神经体液的调节紊乱来解释。若下丘脑的乳头体,灰结节部附近患有肿瘤,则来自结节漏斗核的下丘脑垂体纤维受阻,能影响腺垂体的促性腺激素的释放,使内分泌发生异常。下丘脑的脊髓纤维可调节脊髓各中枢活动,改变性功能。成人脑底部肿瘤,刺激下丘脑前方或腹内侧区时,偶亦发生性欲过旺者。

闭经-溢乳综合征的主要机制是催乳素分泌过多,高催乳素血症抑制下丘脑促性腺释放激素的分泌。常由肿瘤(垂体肿瘤等)、下丘脑与垂体功能障碍或服用多巴胺受体阻滞剂(硫代二苯胺、氟哌啶醇)等各种因素所致。间脑病时激素代谢的改变以 17-酮类固醇类最明显。因 17-酮类固醇类是许多肾上腺皮质激素和性激素的中间代谢产物,正常人每昼夜排出量为 10～20 mg,某些患者可增高到 20～40 mg。17-羟皮质固醇的测定同样也可有很大的波动性,排出量可以增高达 14 mg。

6.脂肪代谢障碍

肥胖是由于下丘脑后方病变累及腹内侧核或结节附近所致,常伴有性器官发育不良症,称肥胖性生殖不能性营养不良综合征。继发性者常为下丘脑部肿瘤或垂体腺瘤压迫下丘脑所致,其次为下丘脑部炎症。原发性者多为男性儿童,起病往往颇早,有肥胖和第二性征发育不良,但无垂体功能障碍。肥胖为逐渐进展性,后期表现极其明显,脂肪分布以面部、颈及躯干最著,其次为肢体的近端。皮肤细软,手指细尖,常伴有骨骼过长现象。

消瘦在婴儿多见,往往因下丘脑肿瘤或其他病变引起,如肿瘤破坏双侧视交叉上核、下丘脑外侧区或前方,均可发生厌食症,吞咽不能,体重减轻。在成人有轻度体重下降,乏力,但极端恶病质常提示有垂体损害。垂体性恶病质(Simmond综合征)的特征为体重减轻,厌食,皮肤萎缩,毛发脱落,肌肉软弱,怕冷,心跳缓慢,基础代谢率降低等。本征亦发生于急性垂体病变,例如头颅外伤、肿瘤、垂体切除术后。垂体性恶病质反映腺垂体促甲状腺素、促肾上腺皮质激素及促性腺激素的损失。近年来研究,下丘脑还能分泌多种释放因子(主要是由蛋白质或多肽组成)调节腺垂体各种内分泌激素的分泌功能,因此单纯下丘脑损伤时,可以出现许多代谢过程的紊乱。

7.糖、蛋白代谢及血液其他成分的改变

下丘脑受损时,血糖往往升高或降低。当下丘脑受急性损伤或刺激时,可产生高血糖,但血清及小便中酮体往往阴性。在动物实验中,损伤下丘脑之前方近视交叉处或破坏室旁核时,能引起低血糖及增加胰岛素敏感性。蛋白质代谢障碍表现为血浆蛋白中清蛋白减低,球蛋白增高,因而 A/G 系数常常低于正常。用电泳法观察,发现球蛋白中以 α_2 球蛋白的上升比较明显,β 部分减低。间脑疾病时血中钠含量一般都处于较低水平,血溴测定常增高。其次也可以发生真性红细胞增多症,在无感染情况下也可出现中性粒细胞的增多。

8.胃十二指肠溃疡和出血

在人及动物的急性下丘脑病变中,可伴有胃十二指肠溃疡及出血。但下丘脑的前方及下行至延髓中的自主神经纤维,在其径路上的任何部位,有急性刺激性病变时,均可引起胃和十二指肠黏膜出血和溃疡形成。产生黏膜病变的原理有两种意见,一种认为由于交感神经血管收缩纤维的麻痹,可发生血管扩张,而导致黏膜出血;另一种认为是迷走神经活动过度的结果,使胃肠道肌肉发生收缩,引起局部缺血与溃疡形成。

消化性溃疡常发生于副交感神经过度紧张的人。颅内手术后并发胃十二指肠溃疡的发生率不高。根据颅内病变(脑瘤、血管病变)352 例尸检病例报道,有上消化道出血及溃疡的占12.5%,内科病例(循环、呼吸系统病变等)非颅内病变的 1 580 例,伴上消化道出血及溃疡的占 6%,显然以颅内病变合并上消化道出血的比率为高。上海市仁济医院神经科 298 例脑出血、鞍旁及鞍内肿瘤病例的统计,有上消化道出血的仅占 6%,发病率似较偏低。

9.情绪改变

动物实验中见到多数双侧性下丘脑病损的动物,都有较为重要的不正常行为。研究指出,下丘脑的情绪反应不仅决定于丘脑与皮质关系上,当皮质完整时,在刺激乳头体、破坏下丘脑的后腹外核及视前核有病变时均可引起。主要的精神症状包括兴奋、病理性哭笑、定向力障碍、幻觉及激怒等。

10.自主神经功能症状

下丘脑前部及灰结节区为副交感神经调节,下丘脑后侧部为交感神经调节。下丘脑病变时自主神经是极不稳定的,心血管方面的症状常是波动性的,血压大多偏低,或有位置性低血压,但较少有血压增高现象。一般下丘脑后方及腹内核病变或有刺激现象时,有血压升高、心率加快、呼吸加快,胃肠蠕动和分泌抑制,瞳孔扩大;下丘脑前方或灰结节区刺激性病变,则血压降低、心率减慢、胃肠蠕动及分泌增加、瞳孔缩小。但新近研究指出,在视上核及室旁核或视前区类似神经垂体,有较高浓度的血管升压素及催产素,说明下丘脑前方也可引起高血压。若整个下丘脑有病变则血压的改变更为复杂、不稳。伴有心率、脉搏减慢,有时出现冠状动脉的供血不足,呼吸浅而慢,两侧瞳孔大小不对称,偶可引起排尿障碍,常有心脏、胃肠、膀胱区不适感,因结肠功能紊乱,偶有大便溏薄,便秘与腹泻交替出现的情况。

(二)发作性症状

常以间脑癫痫为主要表现。所谓间脑性癫痫发作,实为下丘脑疾病所引起的阵发性自主神经系统功能紊乱综合征。发作前患者多先有情绪波动,食欲改变(增高或低下),头痛,打哈欠,恐惧不安,和心前区不适。发作时面色潮红或苍白、流涎、流泪、多汗、战栗、血压骤然升高、瞳孔散大或缩小、眼球突出、体温上升或下降、脉速、呼吸变慢、尿意感及各种内脏不适感,间或有意识障碍和精神改变等。发作后全身无力、嗜睡或伴有呃逆。每次发作持续数分钟到数小时。有的则突然出现昏迷,甚至心脏停搏而猝死。总之,每个患者的发作有固定症状和刻板的顺序,而各个患者之间则很少相同。

三、检查

(一)脑脊液检查

除占位病变有压力增高及炎性病变,有白细胞计数增多外,一般均属正常。

(二)X线头颅正侧位摄片

偶有鞍上钙化点,蝶鞍扩大,或后床突破坏情况,必要时行血管造影及CT脑扫描。

(三)脑电图

能见到14 Hz的单向正相棘波或弥散性异常,阵发性发放的、左右交替的高波幅放电有助于诊断。

四、诊断

下丘脑病变的病因较多,临床症状表现不一,诊断较难,必须注意详细询问病史,并结合神经系统检查及辅助检查,细致分析考虑。时常发现下丘脑病理的改变很严重,而临床症状却不明显,亦有下丘脑病理改变不明显,而临床症状却很严重。必须指出,在亚急性或慢性的病变中,自主神经系统具有较强的代偿作用。因此不要忽略详细的自主神经系统检查,如出汗试验、皮肤划痕试验、皮肤温度测定、眼心反射、直立和卧倒试验及药物肾上腺素试验等,以测定自主神经的功能状况。脑电图的特征性改变有助于确定诊断。

五、治疗

(一)病因治疗

首先要分别肿瘤或炎症。肿瘤引起者应根据手术指征进行开颅切除或深度X线治疗。若为炎症,应先鉴别炎症性质为细菌性或病毒性,然后选用适当的抗生素、激素及中药等治疗。若系损伤和血管性病变所致,则应根据具体情况,采用手术、止血或一般支持治疗。非炎症性的慢性退行性的下丘脑病变,一般以对症治疗、健脑和锻炼身体为主。

(二)特殊治疗

(1)下丘脑病变,若以嗜睡现象为主者,则选用中枢兴奋药物口服,如苯丙胺、哌甲酯,甲氯芬酯等。

(2)尿崩症采用血管升压素替代治疗。神经垂体制剂常用者有下列三种:①垂体加压素以鞣酸盐油剂的作用时间为最长,肌内注射每次0.5~1 mL,可维持7~10天;②神经垂体粉剂。可由鼻道给药,成人每次30~40 mg,作用时间6~8小时,颇为方便。③氢氯噻嗪。若对此类药物有抗药、过敏或不能耐受注射者,可以本品代替。

(3)病变引起腺垂体功能减退者,可补偿周围内分泌腺(肾上腺、甲状腺、性腺)分泌不足，用合并激素疗法。例如甲状腺制剂合并可的松适量，口服，丙酸睾酮 25 mg，每周 1～3 次肌内注射，高蛋白饮食。若有电解质紊乱可考虑合用去氧皮质酮或甘草。

（4）间脑性癫痫发作，可采用苯妥英钠、地西泮或氯氮䓬等口服治疗。精神症状较明显的患者可应用氯丙嗪口服。但如有垂体功能低下的病例须注意出现危象。

（5）颅内压增高用脱水剂，如氨苯蝶啶 50 mg，3 次/天，口服；氢氯噻嗪 25 mg，3 次/天，口服；20％甘露醇 250 mL，静脉滴注等。

（三）对症治疗

血压偶有升高，心跳快，可给适量降压剂，必要时口服适量普萘洛尔。发热者可用中枢退热药物（阿司匹林、氯丙嗪）、苯巴比妥、地西泮、甲丙氨酯等或物理降温。合并胃及十二指肠出血，可应用适量止血剂，如酚磺乙胺及氨甲苯酸等。神经症状明显者，应采取综合疗法，首先要增强体质锻炼，如广播操、太极拳及气功等，建立正常生活制度，配合适当的休息，适量服用吡拉西坦康或健脑合剂等。对失眠者晚间用适量催眠剂，白天也可用适当镇静剂，头痛严重者也可用镇痛剂。

第二节　血管迷走性晕厥

晕厥是指突然发作的短暂的意识丧失，同时伴有肌张力的降低或消失，持续几秒至几分钟自行恢复，其实质是脑血流量的暂时减少。晕厥可由心血管疾病、神经系统疾病及代谢性疾病等引起，但临床根据病史、体格检查、辅助检查还有许多患者不能找到原因。血管迷走性晕厥（VS）是多发于青少年时期不明原因晕厥中最常见的病因，据统计，有 40％以上的晕厥属于此类。

血管迷走性晕厥是指各种刺激通过迷走神经介导反射，导致内脏和肌肉小血管扩张及心动过缓，表现为动脉低血压伴有短暂的意识丧失，能自行恢复，而无神经定位体征的一种综合征。

一、发病机制

虽然 Lewis 提出血管迷走性晕厥这一诊断已近 70 年，但至今人们对其病因及发病机制尚未完全阐明。目前多数学者认为,其基本病理生理机制是由于自主神经系统的代偿性反射受到抑制,而不能对长时间的直立体位保持心血管的代偿反应。正常人直立时,由于重力的作用,血液聚集在肢体较低的部位,头部和胸部的血液减少,静脉回流减少,使心室充盈及位于心室内的压力感受器失去负荷,向脑干中枢传入冲动减少,反射性地引起交感神经兴奋性增加和副交感神经活动减弱。通常表现为心率加快,轻微减低收缩压和增加舒张压。而血管迷走性晕厥的患者对长时间的直立体位不能维持代偿性的心血管反应。有研究报道,血管迷走性晕厥患者循环血液中儿茶酚胺水平和心脏肾上腺素能神经的张力持续增加,导致心室相对排空的高收缩状态,进而过度刺激左心室下后壁的机械感受器,使向脑干发出的迷走冲动突然增加,诱发与正常人相反的反射性心动过缓和外周血管扩张,导致严重的低血压和心动过缓,引起脑灌注不足、脑低氧和晕厥。

另外,人们研究还发现,神经内分泌调节也参与了血管迷走性晕厥的发病机制,包括肾素-血管紧张素-醛固酮系统、儿茶酚胺、5-羟色胺、内啡肽以及一氧化氮等,但其确切机制还不清楚。

二、临床表现

血管迷走性晕厥多见于学龄期儿童,女孩多于男孩,通常表现为立位或坐位起立时突然发生晕厥,起病前可有短暂的头晕、注意力不集中、面色苍白、视、听觉下降,恶心、呕吐、大汗、站立不稳等先兆症状,严重者可有 10～20 秒的先兆。如能警觉此先兆而及时躺下,可缓解或消失。初时心跳常加快,血压尚可维持,以后心跳减慢,血压渐下降,收缩压较舒张压下降明显,故脉压缩小,当收缩压下降至 10.7 kPa(80 mmHg)时,可出现意识丧失数秒或数分钟,少数患者可伴有尿失禁,醒后可有乏力、头昏等不适,严重者醒后可有遗忘、精神恍惚、头痛等症状,持续 1～2 天症状消失。发作时查体可见血压下降、心跳缓慢、瞳孔扩大等体征。发作间期常无阳性体征。有研究发现,血管迷走性晕厥可诱发张力性阵挛样运动,可被误诊为癫痫。高温、通风不良、劳累及各种慢性疾病可诱发本病。

三、辅助检查

长期以来,明确神经介导的血管迷走性晕厥的诊断一直是间接、费时而且昂贵的,并且常常没有明确的结果。直立倾斜试验是近年来发展起来的一种新型检查方法,对血管迷走性晕厥的诊断起到决定性的作用。其阳性反应为试验中患者由卧位改为倾斜位后发生晕厥并伴血压明显下降或心率下降。

直立倾斜试验对血管迷走性晕厥的诊断机制尚未完全明确。正常人在直立倾斜位时，由于回心血量减少，心室充盈不足，有效搏出量减少，动脉窦和主动脉弓压力感受器传入血管运动中枢的抑制性冲动减弱，交感神经张力增高，引起心率加快，使血压维持在正常水平。血管迷走性晕厥的患者，此种自主神经代偿性反射受到抑制，不能维持正常的心率和血压，加上直立倾斜位时心室容量减少，交感神经张力增加，特别是在伴有异丙肾上腺素的正性肌力作用时，使充盈不足的心室收缩明显增强，此时，刺激左心室后壁的感受器，激活迷走神经传入纤维，冲动传入中枢，引起缩血管中枢抑制，而舒血管中枢兴奋，导致心动过缓和/或血压降低，使脑血流量减少，引起晕厥。有人认为抑制性反射引起的心动过缓是由于迷走神经介导的，而阻力血管扩张和容量血管收缩引起的低血压是交感神经受到抑制的结果。此外，Fish 认为血管迷走性晕厥的机制是激活 Bezold-Jarisch 反射所致。

直立倾斜试验的方法尚无一致标准，归纳起来有以下 3 种常用方法。

(一)基础倾斜试验

试验前 3 天停用一切影响自主神经功能的药物，试验前 12 小时禁食。患者仰卧 5 分钟，记录动脉血压、心率及Ⅱ导心电图，然后站立于倾斜板床(倾斜角度 60°)上，直至出现阳性反应或完成 45 分钟全程。在试验过程中，从试验开始即刻及每 5 分钟测量血压、心率及Ⅱ导联心电图 1 次，若患者有不适症状，可随时监测。对于阳性反应患者立即终止试验，并置患者于仰卧位，直至阳性反应消失，并准备好急救药物。

(二)多阶段异丙肾上腺素倾斜试验

实验前的准备及监测指标与基础倾斜试验相同。实验分 3 个阶段进行，每阶段先平卧 5 分钟，进行药物注射(异丙肾上腺素)，待药物作用稳定后，再倾斜到 60°，持续 10 分钟或直至出现阳性反应。上一阶段若为阴性，则依次递增异丙肾上腺素的浓度，其顺序为 0.02～0.04 $\mu g/(kg \cdot min)$、0.05～0.06 $\mu g/(kg \cdot min)$及0.07～0.10 $\mu g/(kg \cdot min)$。

(三)单阶段异丙肾上腺素倾斜试验

实验方法与多阶段异丙肾上腺素倾斜试验相同，但仅从第三阶段开始。

直立倾斜试验阳性结果的判断标准如下。

患者在倾斜过程中出现晕厥或晕厥先兆(头晕并经常伴有以下一种或一种以上症状：视、听觉下降，恶心、呕吐、大汗、站立不稳等)的同时伴有以下情况之一者:①舒张压<6.7 kPa(50 mmHg)和/或收缩压<10.7 kPa(80 mmHg)或平均压下降25%以上。②窦性心动过缓(4~6岁:心率<75次/分钟;6~8岁:心率<65次/分钟;8岁以上:心率<60次/分钟)或窦性停搏>3秒。③一过性二度或二度以上房室传导阻滞。④交界性心律。

四、诊断及鉴别诊断

对于反复晕厥发作的患者,经过详细地询问病史,了解发作时的症状与体征,再通过必要的辅助检查如心电图、脑电图、生化检查和直立倾斜试验等手段不难诊断,但要与以下疾病进行鉴别。

(一)心源性晕厥

该病是由心脏疾病引起的心排血量突然降低或排血暂停,导致脑缺血所引起。多见于严重的主动脉瓣或肺动脉瓣狭窄、心房黏液瘤、急性心肌梗死、严重的心律失常、Q-T间期延长综合征等疾病。通过仔细询问病史、体格检查、心电图改变等易于鉴别。

(二)过度换气综合征

过度焦虑和癔症发作可引起过度换气,导致二氧化碳减少及肾上腺素释放、呼吸性碱中毒,脑血管阻力增加,脑血流量减少。发作之初,有胸前区压迫感、气闷、头晕、四肢麻木、发冷、手足抽搐、神志模糊等。症状可持续10~15分钟,发作与体位无关,血压稍降,心率增快,不伴有面色苍白,亦不因躺下而缓解。当患者安静后发作即终止,并可因过度换气而诱发。

(三)低血糖症晕厥

本病常有饥饿史或使用降糖药的病史,主要表现为乏力、出汗、饥饿感,进而出现晕厥和神志不清,晕厥发作缓慢,发作时血压和心率多无改变,可无意识障碍,化验血糖降低,静脉注射葡萄糖迅速缓解症状。

(四)癫痫

对于表现为惊厥样晕厥发作的血管迷走性晕厥患者要注意与癫痫鉴别,通过做脑电图、直立倾斜试验的检查不难鉴别。

(五)直立调节障碍

该病患者表现为由卧位直立瞬间或直立时间稍长可有出现头晕、眼花、胸闷不适等症状,严重者可有恶心、呕吐,甚至晕倒,不需治疗能迅速清醒,恢复正常。可通过直立试验、直立倾斜试验等加以鉴别。

(六)癔症性晕厥

该病发作前有明显的精神因素,且在人群之前。发作时神志清楚,有屏气或过度换气,四肢挣扎乱动,双目紧闭,面色潮红。脉搏、血压均正常,无病理性神经体征,发作持续数分钟至数小时不等,发作后情绪不稳,有晕倒,亦缓慢进行,不会受伤,常有类似发作史,易于血管迷走性晕厥鉴别。

五、治疗

血管迷走性晕厥的治疗有多种方法,要因人而异。

(1)一般治疗:医务人员要耐心细致地告诉患者和家属要正确认识本病的性质,并要求患者避免可能诱发血管迷走性晕厥的因素(如过热的环境和脱水等),告诉患者在有发作先兆时要立即坐下或躺倒,对于只有一次或少数几次发病的患者可进行观察治疗。

(2)药物治疗:对于反复发作且发作前无任何先兆症状和症状严重的患者可选用下列药物治疗:①β受体阻滞剂如美托洛尔已用于预防并认为有效,因为其负性变力作用可阻缓突然的机械受体的激活,剂量 1～4 mg/(kg·d),分 2 次口服。②丙吡胺因其具有负性变力作用和抗迷走作用而常常有效,剂量一般 3～6 mg/(kg·d),分 4 次口服。③东莨菪碱氢溴酸东莨菪碱剂量为0.006 mg/(kg·次)口服。

(3)对于心脏抑制型、混合型表现的患者,可考虑心脏起搏治疗。

第三节　面偏侧萎缩症

面偏侧萎缩症为一种单侧面部组织的营养障碍性疾病,其临床特征是一侧面部各种组织慢性进行性萎缩。

一、病因

本症的原因尚未明了。由于部分病例伴有包括 Horner 综合征在内的颈交感神经障碍的症状,一般认为和自主神经系统的中枢性或周围性损害有关。其他学说牵涉到局部或全身性感染、损伤、三叉神经炎、结缔组织病、遗传变性等。起病多在儿童、少年期,一般在 10～20 岁,但无绝对年限。女性患者较多。

二、病理

面部病变部位的皮下脂肪和结缔组织最先受累，然后牵涉皮肤、皮下组织、毛发和脂腺，最重者侵犯软骨和骨骼。受损部位的肌肉因所含的结缔组织与脂肪消失而缩小，但肌纤维并不受累，且保存其收缩能力。面部以外的皮肤和皮下组织、舌部、软腭、声带、内脏等也偶被涉及。同侧颈交感神经可有小圆细胞浸润。部分病例伴有大脑半球的萎缩，可能是同侧、对侧或双侧的。个别并伴发偏身萎缩症。

三、临床表现

起病隐袭。萎缩过程可以在面部任何部位开始，以眶上部、颧部较为多见。起始点常呈条状，略与中线平行，皮肤皱缩，毛发脱落，称为"刀痕"。病变缓慢地发展到半个面部，偶然波及头盖部、颈部、肩部、对侧面部，甚至身体其他部分，病区皮肤萎缩、皱褶，常伴脱发，色素沉着，毛细血管扩张，汗分泌增加或减少，唾液分泌减少，颧骨、额骨等下陷，与健区皮肤界限分明。部分病例并呈现瞳孔变化、虹膜色素减少、眼球内陷或突出，眼球炎症、继发性青光眼、面部疼痛或轻度病侧感觉减退、面肌抽搐，以及内分泌障碍等。面偏侧萎缩症者，常伴有身体某部位的皮肤硬化。仅少数伴有临床癫痫发作或偏头痛，但约半数的脑电图记录有阵发性活动。

四、病程

发展的速度不定。大多数病例在进行数年至十余年后趋向缓解，但伴发的癫痫可能继续。

五、诊断

本症形态特殊，当患者出现典型的单侧面部萎缩，而肌力量不受影响时，不难诊断。仅在最初期可能和局限性硬皮病混淆。头面部并非后者的好发部位，本症的"刀痕"式分布也可帮助鉴别。

六、治疗

目前的治疗尚限于对症处理。有人用氢溴酸樟柳碱 5 mg 与生理盐水 10 mL 混合，做面部穴位注射，对轻症可获一定疗效。还可采取针灸、理疗、推拿等。有癫痫、偏头痛、三叉神经痛、眼部炎症者应给相应治疗。

第四节　自发性多汗症

正常人在生理情况下排汗过多,可见于运动、高温环境、情绪激动以及进食辛辣食物时。另一类可为自发性,也可为炎热季节加重,这种出汗多常为对称性,且以头颈部、手掌、足底等处为明显。

一、病因

自发性多汗症病因多数不明。临床常见到下列因素。

(1)局限性及全身性多汗症:常发生于神经系统的某些器质性疾病,如丘脑、内囊、纹状体或脑干等处的损害时,可见偏身多汗。某些偏头痛、脑炎后遗症亦可见之。此外,小脑、延髓、脊髓、神经节、神经干的损伤、炎症及交感神经系统的疾病,均可引起全身或局部多汗。头部一侧多汗,常由于炎症、肿瘤或动脉瘤等刺激一侧颈交感神经节所引起。神经官能症患者因大脑皮质兴奋与抑制过程的平衡失调,亦可表现自主神经系统不稳定性,而有全身或一侧性过多出汗。

(2)先天性多汗症:往往局限于腋部、手掌、足趾等处,皮肤经常处于湿冷状态,可能与遗传因素有关。见于一些遗传性综合征,如 Spanlang-Tappeiner 综合征、Riley-Day 综合征等。

(3)多种内科疾病皆有促使全身汗液分泌过多的情况,例如结核病、伤寒等传染病、甲状腺功能亢进、糖尿病、肢端肥大病、肥胖症及铅、砷的慢性中毒等。

二、临床表现

多数病例表现为阵发性、局限性多汗,亦有泛发性、全身性,或偏侧性及两侧对称性。汗液分泌量不定,常在皮肤表面结成汗珠。气候炎热、剧烈运动或情感激动时加剧。依多汗的形式可有以下几种。

(一)全身性多汗

表现周身易出汗,外界或内在因素刺激时加剧,患者皮肤因汗液多,容易发生擦破、汗疹及毛囊炎等并发症。见于甲状腺功能亢进、脑炎后遗症、下丘脑损害后等。

(二)局限性多汗

好发于头、颈、腋及肢体的远端，尤以掌、跖部最易发生，通常对称地发生于两侧，有的仅发生于一侧或身体某一小片部位。有些患者的手部及足底经常淌流冷汗，尤其在情绪紧张时，汗珠不停渗流。有些患者手足部皮肤除湿冷以外，又呈苍白色或青紫色，偶尔发生水疱及湿疹样皮炎。有些患者仅有过多的足汗，汗液分解放出臭味，有时起泡或脱屑、角化层增厚。腋部、阴部也容易多汗，可同时发生臭汗症。多汗患者的帽子及枕头，可以经常被汗水中的油脂所污染。截瘫患者在病变水平以上常有出汗过多，颈交感神经刺激产生局部头面部多汗。

(三)偏身多汗

表现为身体一侧多汗，除临床常遇到卒中后遗偏瘫患者有偏瘫侧肢体多汗外，常无明显神经体征。自主神经系统检查，可见多汗侧皮温偏低，皮肤划痕试验可呈阳性。

(四)耳颞综合征

一侧面部的颞部发红，伴局限性多汗症。多汗常发生于进食酸、辛辣食物刺激味觉后，引起反射性出汗，某些病例尚伴流泪。这些刺激味觉后所致的出汗，同样见于颈交感神经丛、耳大和舌神经支配范围。颈交感性味觉性出汗常见于胸出口部位病变手术后。上肢交感神经切除无论是神经节或节前切除后数周或数年，约 1/3 患者发生味觉性出汗。

三、诊断

根据临床病史，症状及客观检查，诊断并不困难。

四、治疗

以去除病因为主。有时根据患者情况，可以应用下列方法。

(一)局限性多汗

特别四肢远端或颈部为主者，可用 3％～5％甲醛溶液局部擦拭，或用 0.5％醋酸铝溶液浸泡，1 次/天，每次 15～20 分钟。全身性多汗者可口服抗胆碱能药物，如阿托品或颠茄合剂、溴丙胺太林等以抑制全身多汗症。对情绪紧张的患者，可给氯丙嗪、地西泮、氨氮䓬等。有人采用20％～25％氯化铝液酊（3 次/周）或 5％～10％硫酸锌等收敛剂局部外搽，亦有暂时效果。足部多汗患者，应该每天洗脚及换袜，必要时擦干皮肤后用 25％氯化铝溶液，疗效较好。

(二)物理疗法

可应用自来水离子透入法,2～3 次/周,以后每月 1～2 次维持,可获得疗效。有人曾提出对严重的掌、跖多汗症,可试用深部 X 线照射局部皮肤,1 Gy/次,1～2 次/周,总量 8～10 Gy。

(三)手术疗法

对经过综合内科治疗而无效的局部性顽固性多汗症,且产生工作及生活上妨碍者,可考虑交感神经切除术。术前均应先做普鲁卡因交感神经节封闭,以测试疗效。封闭后未见效果者,一般不宜手术。

第五章

周围神经疾病

第一节 坐骨神经痛

坐骨神经痛是一种主要表现为沿坐骨神经走行及其分布区,即臀部、大小腿后外侧和足外侧部的阵发性或持续性的疼痛。一般多为单侧。男性多见,尤以成年人为多。坐骨神经痛为周围神经系统常见疾病之一,可由很多原因引起。一般可分为原发性坐骨神经痛和继发性坐骨神经痛2种。原发性坐骨神经痛即坐骨神经炎,临床较少见。继发性坐骨神经痛多见,可由脊椎病变、椎管内病变、盆腔内病变、骨和关节疾病、糖尿病及臀部药物注射的位置不当等引起。本病常可影响或严重影响工作和学习。

一、病因病理

寒邪入侵腰腿局部是本病的主要病因。寒为阴邪,其性凝滞,气血为寒邪所阻,不通则痛,故腰腿局部疼痛是本病的主要症状。寒主收引,因此经脉拘急,肢体屈伸不利。

寒邪易伤人之阳气。阳虚则可导致气血凝滞。淤血阻滞脉络,不通则痛,故临床表现为痛痹。

腰为肾之府,膝为筋之府,肝主筋。若素体肝肾亏虚,或久病肝肾失养,轻则易引起腰腿部疼痛,重则导致局部肌肉萎缩。

亦有感受湿热之邪,侵入筋膜,或风寒湿痹久郁化热,灼伤筋肉,导致热痹或湿热痹。

二、诊断

(一)症状

1.疼痛

主要为沿臀部、大腿后面向腘窝部、小腿外侧直至踝部、足底部的放射痛。多呈持续性、阵发性加剧。活动时加重,休息时减轻。为了减轻疼痛,患者常采取特殊体位,站立时身体略向健侧倾斜,用健侧下肢持重,病侧下肢在髋、膝关节处微屈,造成脊椎侧凸,凸向健侧。坐位时将全身重量依靠于健侧坐骨粗隆,患肢屈曲。卧位时向健侧卧,并将患肢屈曲。行走时患肢髋关节处轻度外展外旋,膝关节处稍屈曲,足尖足掌着地而足跟不敢着地。变动体位时,往往不能及时自如地活动。

2.麻木

患肢足背外侧和小腿外侧可能有轻微感觉减退。

3.肢体无力

主要表现在大腿的伸髋、小腿的屈曲,以及足的外翻动作。

(二)体征

1.压迫痛

可能在以下 5 个区域内找到敏感的压痛点:①脊椎旁点——第 4、5 腰椎棘突旁 3 cm 处。②臀中点——坐骨结节与股骨大粗隆之间。③腘窝点——腘窝横线上 2～3 cm 处。④腓肠肌点——位于小腿后面中央。⑤踝点——外踝后方。

2.牵引痛

牵拉坐骨神经可产生疼痛。通常用直腿抬高试验,即在整个下肢伸直状态下向上抬高患肢,若患者抬高不过 70°角,则为阳性。

3.反射

跟腱反射减低或消失。膝腱反射正常。

(三)病因诊断

根据坐骨神经痛的特有症状及体征,诊断并不困难。但病因诊断则不易。以下为几种较常见的疾病。

1.腰脊神经根炎

其疼痛常波及股神经,或双下肢。可由腰部外伤、病灶感染、结核病、风湿病及病毒感染引起。

2.腰椎间盘突出

起病突然。常有明显外伤史。疼痛剧烈，卧床后可减轻。相应的椎间隙和椎旁可有压痛、腰椎曲度改变、腰肌痉挛、Lasegue 征强阳性。X 线片可显示椎间隙变窄。

3.硬膜外恶性肿瘤

疼痛剧烈。往往可找到原发病。X 线片可能发现骨质破坏。

4.马尾蜘蛛膜炎

疼痛较轻，进展缓慢。可依靠脊髓碘油造影确诊。

5.马尾良性肿瘤

疼痛剧烈，范围广泛。夜间疼痛加剧。脑脊液有改变。部分患者可出现视盘水肿等颅内压增高的表现。

6.盆腔炎

疼痛较轻；有妇科体征；化验血液白细胞增多，血沉加速。

7.妊娠时往往可因盆腔充血或胎儿压迫引起坐骨神经痛

疼痛较轻，体征可能阙如，休息后减轻，分娩后疼痛消失。

8.潮湿或受凉引起坐骨神经痛

体征局限，一般无牵引痛。

9.臀部注射引起坐骨神经痛

疼痛出现在注射后不久，症状可轻可重。检查注射部位可发现错误。

(四)不典型的原发性坐骨神经痛和所有继发性坐骨神经痛

对不典型的原发性坐骨神经痛和所有继发性坐骨神经痛，均应做 X 线检查，包括腰骶椎、骨盆、骶髂关节、髋关节。需要时，也应详细检查腹腔和盆腔，必要时也可作腰椎穿刺和奎肯施泰特试验。如怀疑蛛网膜下腔梗阻，可作椎管碘油造影。

三、鉴别诊断

类风湿关节炎、结核、肿瘤、脊柱畸形等引起的症状性坐骨神经痛可根据病史、血沉、X 线检查或腰穿查脑脊液等与坐骨神经痛作鉴别。

髋关节或骶髂关节疾病，此两者跟腱反射正常，无感觉改变，髋关节或骶髂关节活动时疼痛明显，Patrick征阳性。根据病史及检查即可与坐骨神经痛作鉴别。必要时可予 X 线摄片以明确诊断。

四、并发症

本病病程久者,可并发脊柱侧弯、跛行及患肢肌肉萎缩。

五、治疗

(一)病因治疗

(1)腰椎间盘突出是坐骨神经痛最常见的病因。一般可先进行牵引或推拿治疗,若无效或大块椎间盘突出,产生脊髓或神经根较严重压迫者,则应及时行椎间盘摘除术。

(2)马尾圆锥肿瘤、腹后部或盆腔肿瘤等,应及时手术摘除。

(3)妊娠合并坐骨神经痛,休息后疼痛减轻,不必采取特殊治疗。

(4)邻近组织炎症所致者,可根据不同情况采用抗感染或抗结核治疗。

(二)对症治疗

(1)急性发作期应卧床休息,绝对睡硬板床。

(2)止痛药:可选用索米痛片、阿司匹林、保泰松、抗炎松、吲哚美辛等。

(3)维生素 B_1:100 mg,每天 1~2 次,肌内注射。维生素 B_{12} 100~250 mg,每天 1 次,肌内注射。

(4)封闭疗法:1%~2%普鲁卡因,或利多卡因行坐骨神经封闭,可获一定疗效。若在上述溶液中加入醋酸可的松 25 mg,可增强疗效。

(5)肾上腺皮质激素:可以减轻炎症反应,在炎症急性期、创伤、蛛网膜粘连等情况下可以使用。一般用泼尼松 5~10 mg,每天3次;或醋酸可的松 25 mg,肌内注射,每天 1 次。

(6)理疗:短波透热疗法、离子透入法等,有助于止痛。

(三)其他治疗

针灸、电针、针刀、射频消融、推拿,已被证实有较好的疗效。

第二节　POEMS 综合征

POEMS 综合征又称 Crow-Fukase 综合征。本病为多系统受累的疾病,临床上以多发性神经炎、脏器肿大、内分泌病、M 蛋白、皮肤损害为主要表现,这五大临床表现的每一个外文字头,组合成缩写词,命名为 POEMS 综合征。因 Crow 于 1956 年首先报道骨髓瘤伴发该综合征的临床表现,Fukase 于 1968 年将其作为一个综合征提出来,故又称为 Crow-Fukase 综合征。

一、病因及病理

不完全清楚,目前多认为与浆细胞瘤、自身免疫有关。浆细胞瘤分泌毒性蛋白,对周围神经及垂体和垂体-下丘脑结构产生免疫损害,从而导致周围神经损害、内分泌和皮肤的改变。自身免疫异常,导致浆细胞产生异常免疫球蛋白,从而损害多系统,形成 POEMS 综合征。

二、临床表现

青壮年男性多见,男女比例为 2:1,起病或急或缓,从发病到典型临床表现出现的时间不一,数月至数年不等,首发临床表现不一,有时不典型,病程的不同时期表现复杂多变,病情进行性加重,主要临床表现可归纳如下。

(一)慢性进行性多发性神经病

见于所有患者,大多为首发症状,表现为从远端开始的肢体对称性逐渐加重的感觉、运动障碍,感觉障碍表现为向心性发展的"手套-袜套"状感觉减退,肌无力下肢较上肢为重,很快出现肌萎缩,腱反射减弱,后期消失,脑神经主要表现为视盘水肿,其支配的肌肉很少瘫痪,自主神经功能障碍主要表现为多汗,个别人在疾病的后期可出现括约肌功能障碍。

(二)脏器肿大

主要表现为肝脾大,一般为轻中度肿大,质地中等硬度,胰腺肿大亦十分常见,个别人可出现心脏扩大,一部分患者可出现全身淋巴结肿大。在病后期小部分患者可出现肝硬化,门脉高压,一般不出现脾功能亢进。

(三)皮肤改变

大部分病例在病后 30 天左右即可出现明显的皮肤发黑,暴露部位明显,乳晕呈黑色,皮肤增厚、粗糙、多毛。也可出现红斑、皮疹、硬皮病样改变。皮肤改变有时可作为首发症状就诊。

(四)内分泌紊乱

明显的改变为雄性激素降低,而雌激素减低不明显,有的患者轻微升高,血泌乳素升高,从而出现男性乳房发育,阳痿,男性女性化,女性乳房增大、溢乳、闭经。胰岛素分泌不足,可导致血糖升高,其中合并糖尿病的人数占总人数的

28％。甲状腺功能低下，T_3、T_4降低，约占全部患者的24％。

(五)血中 M 蛋白阳性

多为 IgG，其次为 IgA，国外报道可见于一半以上的患者，国内报道不足50％。

(六)水肿

疾病的早期即可出现水肿，中期明显加重，最初眼睑及双下肢出现水肿，腹水、胸腔积液、心包积液几乎见于全部中期患者，积液量中等，有时是患者首次就诊的原因。有的患者出现腹水的同时可出现腹痛。

(七)其他

本病可引起广泛的血管病变，包括大、中、小动脉血管及微血管、静脉等，主要表现为闭塞性血管病，多发生在脑血管、腹腔的静脉，心血管偶可受累，表现为脑梗死、腹腔的静脉血栓形成及心绞痛等。疾病的中后期可出现低热、盗汗、体重下降、消瘦、杵状指等。

三、辅助检查

(一)血常规

血常规示贫血，血沉增快。

(二)尿液检查

可有本周氏蛋白。

(三)血清学检查

血清蛋白电泳可呈现 M 蛋白，但增高不明显。

(四)脑脊液检查

脑脊液压力增高，蛋白轻、中度升高，细胞数正常，个别人可有轻微增加。

(五)内分泌检查

血 T_3、T_4 降低，血雄性激素降低，血泌乳素升高，胰岛素降低等。

(六)骨体检查

可见浆细胞增生，或可出现骨髓瘤表现。

(七)肌电图

显示神经源性损害、周围神经传导速度减慢，神经活检为轴索变性及节段性脱髓鞘,间质可见淋巴细胞和浆细胞浸润。

(八)X 线检查

可见骨硬化、溶骨病灶,骨硬化常见,主要累及盆骨、肋骨、股骨、颅骨等。

四、诊断

本病表现复杂,诊断主要依靠症状,Nakaniski 提出 7 个方面的诊断标准。

(1)慢性进行性多发性神经病。

(2)皮肤改变。

(3)全身水肿。

(4)内分泌紊乱。

(5)脏器肿大。

(6)M 蛋白。

(7)视盘水肿、脑脊液蛋白升高。

其他可有低热、多汗。因:①慢性多发性神经病见于所有患者;②M 蛋白是该病的主要原因,所以这两项为必备条件,具备这两项后,如再加上其他一项临床表现即可确诊。

五、鉴别诊断

(一)吉兰-巴雷综合征

该病以肢体对称性的运动障碍,从下肢开始,脑脊液有蛋白-细胞分离现象,但不具内脏肿大、M 蛋白、皮肤改变等多系统的改变。

(二)肝硬化

肝硬化主要表现为肝脾大、腹水、食管静脉曲张等门脉高压表现,可有脾功能亢进,虽可并发周围神经损害,但无 M 蛋白、骨髓瘤或髓外浆细胞瘤、皮肤等多系统表现。

(三)结缔组织病

结缔组织病表现为多脏器多系统损害,可有低热、血沉快、皮肤改变、肌炎等,但同时出现周围神经病变及脏器肿大、水肿者不常见,也不出现 M 蛋白。

六、治疗

本病无特效治疗方法,治疗的远期效果很不理想,病情反复加重。常用的治疗手段如下。

(一)免疫抑制剂

(1)泼尼松 30～80 mg,每天或隔天 1 次口服,病情缓解后减量,改为维持量维持。

(2)环磷酰胺 100～200 mg,每天 1 次。

(3)硫唑嘌呤 100～200 mg,每天 1 次。

泼尼松效果差时,联合环磷酰胺或硫唑嘌呤,如联合使用效果仍差,可加服或改服他莫昔芬,1 次 10～20 mg,1 天 3 次,可提高疗效。

(二)神经营养药物

针对末梢神经炎可使用 B 族维生素口服,维生素 B_1 30 mg,每天 3 次,维生素 B_{12} 500 μg,每天 3 次,也可使用神经生长因子,适量肌内注射。

(三)对症治疗

血糖升高的,可使用胰岛素,根据血糖水平及反应效果适量皮下注射。甲状腺功能低下者,口服甲状腺素片,根据 T_3、T_4 水平调整用量。水肿者,适量使用利尿剂,胸腔积液及腹水多时,穿刺抽水,改善症状。对重危患者,可应用血浆置换法,除去 M 蛋白。

(四)化学治疗

对有浆细胞瘤或骨髓瘤的患者,进行有效的化学治疗,可迅速缓解症状。

七、预后

本病经免疫抑制剂治疗,多数患者症状可暂时缓解,但停药即复发,即使维持用药,病情亦反复加重。有报道 5 年生存率 60%,个别患者可存活 10 年以上,对药物反应好的生存期长,说明生存期与药物的反应有关。

第三节　多发性周围神经病

一、概述

多发性周围神经病旧称末梢性神经炎,是肢体远端的多发性神经损害,主要表现为四肢末端对称性的感觉、运动和自主神经障碍。

二、病因

引起周围神经病的病因很多。

(一)感染性

病毒、细菌、螺旋体感染等。

(二)营养缺乏和代谢障碍

各种营养缺乏,如慢性酒精中毒、B族维生素缺乏、营养不良等;各种代谢障碍,如糖尿病、肝病、尿毒症、淀粉样变性、血卟啉病等。

(三)毒物

如工业毒物、重金属中毒、药物等。

(四)感染后或变态反应

血清注射或疫苗接种后。

(五)结缔组织疾病

如系统性红斑狼疮、结节性多动脉炎、巨细胞性动脉炎、硬皮病、类风湿关节炎等。

(六)癌性

如淋巴瘤、肺癌、多发性骨髓瘤等。

三、病理

周围神经炎的主要病理过程是轴突变性和节段性髓鞘脱失。轴突变性可原发于轴突或细胞体的损害,并可引起继发的髓鞘崩解;恢复缓慢,常需数月至1年或更久。节段性髓鞘脱失可见于急性感染性多发性神经炎、白喉、铅中毒等,其原发损害神经膜细胞使髓鞘呈节段性破坏。恢复迅速,使原先裸露的轴突恢复功能。

四、诊断步骤

(一)病史采集要点

1.起病情况

根据病因的不同,病程可有急性、亚急性、慢性、复发性等,可发生于任何年龄。多数患者呈数周至数月的进展病程,进展时由肢体远端向近端发展,缓解时由近端向远端发展。

2.主要临床表现

大致相同,出现肢体远端对称性的感觉、运动和自主神经功能障碍。

3.既往病史

注意询问是否有可能致病的病因,如感染、营养缺乏、代谢性疾病、化学物质接触史、肿瘤病史、家族史等。

(二)体格检查要点

一般情况尚可,可能有原发病的体征,如发热、多汗、消瘦等。高级神经活动无异常。

1.感觉障碍

四肢远端对称性深浅感觉障碍。肢体远端有感觉异常,如刺痛、蚁走感、灼热感、触痛等。检查可发现四肢末梢有手套-袜套型的深浅感觉障碍,病变区皮肤可有触痛。

2.运动障碍

四肢远端对称性下运动神经元性瘫痪。肢体远端对称性无力,其程度可从轻瘫至全瘫,可有垂腕、垂足的表现。受累肢体肌张力减低,病程久可出现肌萎缩。上肢以骨间肌、蚓状肌、大小鱼际肌为明显,下肢以胫前肌、腓骨肌为明显。

3.反射异常

上下肢的腱反射常见减低或消失。

4.自主神经功能障碍

自主神经功能障碍呈对称性异常,肢体末梢的皮肤菲薄、干燥、变冷、苍白或发绀,少汗或多汗,指(趾)甲粗糙、松脆等。

(三)门诊资料分析

从症状和体征即末梢型感觉障碍、下运动神经源性瘫痪和自主神经功能障碍等临床特点,可诊断为多发性周围神经病。

根据详细的病史询问,了解相关的病因、病程、特殊症状等,以利于综合判断。

1.药物性

呋喃类(如呋喃妥因)和异烟肼最常见,均为感觉-运动型。呋喃类可引起感觉、运动和自主神经联合受损,疼痛明显。大剂量或长期服用异烟肼干扰了维生素 B_6 代谢而致病,常见双下肢远端感觉异常或减退,浅感觉可达胸部,深感觉以震动觉改变最常见,合用维生素 B_6(剂量为异烟肼的 1/10)可以预防。

2.中毒性

如群体发病应考虑重金属或化学品中毒,需检测血、尿、头发、指甲等的重金属含量。

3.糖尿病性

表现为感觉、运动、自主神经或混合型,以混合型最常见,通常感觉障碍较重,早期出现主观感觉异常,损害主要累及小感觉神经纤维,以疼痛为主,夜间尤甚;累及大感觉纤维可引起感觉性共济失调,可发生无痛性溃疡和神经源性骨关节病。某些病例以自主神经损害为主,部分患者出现近端肌肉非对称性肌萎缩。

4.尿毒症性

该类型约占透析患者的半数,典型症状与远端性轴索病相同,大多数为感觉-运动型,初期多表现感觉障碍,下肢较上肢出现早且严重,夜间发生感觉异常及疼痛加重,透析后可好转。

5.营养缺乏性

如贫血、烟酸、维生素 B_1 缺乏等,见于慢性酒精中毒、慢性胃肠道疾病、妊娠和手术后等。

6.肿瘤

可以是感觉型或感觉-运动型,前者以四肢末端开始、上升性、自觉强烈不适及疼痛,伴深浅感觉减退或消失,运动障碍较轻;后者呈亚急性经过,恶化和缓解反复出现,可在癌原发症状前期或后期发病,约半数脑脊液蛋白增高。

7.感染后

如 Guillain-Barre 综合征、疫苗接种后多发性神经病可能为变态反应。白喉性多发性神经病是白喉外毒素作用于血神经屏障较差的后根神经节和脊神经根,见于病后 8～12 周,为感觉-运动性,数天或数周可恢复。麻风性多发性神经病潜伏期长,起病缓慢,周围神经增粗并可触及,可发生大疱、溃烂和指骨坏死等营养障碍。

8.POEMS 综合征

POEMS 综合征是一种累及周围神经的多系统病变,多中年以后起病,男性较多见,起病隐袭、进展慢。依照症状、体征可有如下表现,也是病名组成:①多发性神经病:呈慢性进行性感觉-运动性多神经病,脑脊液蛋白质含量增高。②脏器肿大:肝脾大,周围淋巴结肿大。③内分泌病:男性出现阳痿、女性化乳房,女性出现闭经、痛性乳房增大和溢乳,可合并糖尿病。④M蛋白:血清蛋白电泳出现M蛋白,尿检可有本周蛋白。⑤皮肤损害:因色素沉着变黑,并有皮肤增厚与多毛。⑥水肿:视盘水肿、胸腔积液、腹水、下肢指凹性水肿。⑦骨骼改变:可在脊柱、骨盆、肋骨和肢体近端发现骨硬化性改变,为本病的影像学特征,也可有溶骨性病变,骨髓检查可见浆细胞增多或骨髓瘤。

9.遗传性疾病

如遗传性运动感觉性神经病(HMSN)、遗传性共济失调性多发性神经病(Refsum病)、遗传性淀粉样变性神经病等,起病隐袭,进展缓慢,周围神经对称性、进行性变性导致四肢无力,下肢重于上肢。远端重于近端,常出现运动和感觉障碍。

10.其他

某些疾病如动脉硬化、肢端动脉痉挛症、系统性红斑狼疮、结节性多动脉炎、硬皮病、风湿病等,可致神经营养血管闭塞,为感觉-运动性表现,有时早期可有主观感觉异常。代谢性疾病如血卟啉病、巨球蛋白血症也影响周围神经,多为感觉-运动性,血卟啉病以运动损害为主,双侧对称性近端为重的四肢瘫痪。1/3~1/2伴有末梢型感觉障碍。

(四)进一步检查项目

1.神经传导速度和肌电图

如果仅有轻度轴突变性,传导速度尚可正常;当有严重轴突变性及继发性髓鞘脱失时传导速度变慢,肌电图呈去神经性改变;节段性髓鞘脱失而轴突变性不显著时,传导速度变慢,肌电图可正常。

2.血生化检查

根据病情,可检测血糖水平、维生素B_{12}水平、尿素氮、肌酐、甲状腺功能、肝功能等。

3.免疫学检查

对疑有免疫疾病者,可做免疫球蛋白、类风湿因子、抗核抗体、抗磷脂抗体等检测。

4.可疑中毒者

对可疑中毒者,可根据病史做相关毒物或重金属、药物的血液浓度检测。

5.脑脊液检查

大多数无异常发现,少数患者可见脑脊液蛋白增高。

6.神经活检

对不能明确诊断或疑为遗传性的患者,可行腓神经活检。

五、诊断对策

(一)诊断要点

根据患者临床表现的特点,即以四肢远端为主的对称性下运动神经源性瘫痪、末梢型感觉障碍和自主神经功能障碍,可以临床诊断。注意临床工作时要认真询问病史,掌握不同病因所致的多发性周围神经病的特殊临床表现,有助于病因的诊断。肌电生理检查和神经肌肉活检对诊断很有帮助;神经传导速度测定,有助于亚临床型的早期诊断,并可区别轴索变性和节段性脱髓鞘改变。

(二)鉴别诊断要点

1.亚急性联合变性

早期表现类似于多发性周围神经病,随着病情进展逐渐出现双下肢软弱无力、步态不稳,双手动作笨拙;肌张力增高、腱反射亢进、锥体束征阳性和感觉性共济失调是其与多发性周围神经病的主要鉴别点。

2.周期性瘫痪

周期性瘫痪为周期性发作的短时期的肢体近端弛缓性瘫痪,无感觉障碍,发作时血清钾低于3.5 mmol/L,心电图呈低钾改变,补钾后症状改善,不难鉴别。

3.脊髓灰质炎

肌力降低常为不对称性,多数仅累及一侧下肢的一至数个肌群,呈节段性分布,无感觉障碍,肌萎缩出现早;肌电图可明了损害部位。

六、治疗对策

(一)治疗原则

去除病因,积极治疗原发病,改善周围神经的营养代谢,对症处理。

(二)治疗计划

1.去除病因

根据不同的病因采取针对性强的措施,以消除或阻止其病理性损害。重金属和化品中毒应立即脱离中毒环境,避免继续接触有关毒物;急性中毒可大量补液,促使利尿、排汗和通便等,加速排出毒物。重金属如铅、汞、锑、砷中毒,可用二硫丙醇（BAL）、依地酸钙钠等结合剂；如砷中毒可用二硫丙醇3 mg/kg肌内注射，每4~6小时1次，2~3天后改为每天2次，连用10天；铅中毒用二巯丁二酸钠1 g/d，加入5％葡萄糖液500 mL静脉滴注，5~7天为1个疗程，可重复2~3个疗程；或用依地酸钙钠1 g，稀释后静脉滴注，3~4天为1个疗程，停用2~4天后重复应用，一般用3~4个疗程。

对各种疾病所致的多发性周围神经病，要积极治疗原发病。如糖尿病控制好血糖；尿毒症行血液透析或肾移植；黏液水肿用甲状腺素；结缔组织疾病、系统性红斑狼疮、硬皮病、类风湿关节病、血清注射或疫苗接种后、感染后神经病，可应用类固醇皮质激素治疗；麻风病用砜类药；肿瘤行手术切除，也可使多发性神经病缓解。

2.改善神经的营养代谢

营养缺乏和代谢障碍可能是病因，或在其发病机制中起重要作用，在治疗中必须予以重视并纠正。应用大剂量B族维生素有利于神经损伤的修复和再生，地巴唑、加兰他敏也有促进神经功能恢复的作用，还可使用神经生长因子、神经节苷脂等。

3.对症处理

急性期应卧床休息，疼痛可用止痛剂、卡马西平、苯妥英钠等；恢复期可用针灸、理疗和康复治疗，以促进肢体功能恢复；重症患者护理时要定期翻身，保持肢体功能位，防止挛缩和畸形。

第四节　多灶性运动神经病

多灶性运动神经病（multifocal motor neuropathy，MMN）为仅累及运动神经的脱髓鞘性神经病，是一种免疫介导的、以肢体远端为主的、非对称性的、慢性进展的、以运动障碍为主要表现的慢性多发性单神经病，电生理特点为持续性、节段性、非对称性运动神经传导阻滞，免疫球蛋白及环磷酰胺治疗有效。

一、病因及病理

一般认为本病为自身免疫性疾病，20％~84％的患者，血中有抗神经节苷脂抗体（GM₁），并且抗体的滴度与临床表现平行，病情进展与复发时升高，使用免疫抑制剂后，随该抗体的下降病情即好转。神经节苷脂抗体，选择性地破坏运动神经的体磷脂，导致运动神经的脱髓鞘改变，继之以施万细胞的再生，使病变部的周围神经呈"洋葱球"样改变，无炎症细胞浸润及水肿，严重的伴轴突变性。病变呈灶性分布，可发生于脊神经根，多条周围神经干，同一神经干上多个部位，有的有脊髓前角神经元的脱失和尼氏小体的溶解，甚至有皮质脊髓束的损坏。

二、临床表现

本病多见于 20～50 岁的男性，儿童及老年人亦可见到，男女比例为 4∶1。大多数慢性起病，病情缓慢进展，中间可有不同时段的"缓解"，在缓解期病情相对稳定，病程可达几年或几十年，少数人也可急性或亚急性起病，病情进展较快，但很快又进入慢性病程。临床表现以运动障碍为主，主要临床特点如下。

（一）运动障碍

呈进行性缓慢加重的肌肉无力，并且无力的肌肉，大多数伴有肌束颤动和肌肉痉挛，晚期出现肌萎缩。肌无力多从上肢远端开始，逐渐累及下肢，肌无力分布与周围神经干或其分支的支配范围一致，正中神经、桡神经、尺神经支配的肌肉最易受累；脑神经支配的肌肉及呼吸肌一般不受累。

（二）腱反射

受累的肌肉腱反射减弱，一部分正常，个别甚至亢进，无锥体束征。

（三）感觉障碍不明显

受损的神经干分布区可出现一过性疼痛或感觉异常，客观检查无感觉减退。

三、辅助检查

（一）血清学检查

血清肌酸磷酸激酶轻度增高，20％～84％的患者抗 GM₁ 抗体阳性。

（二）脑脊液检查

一般正常，极少数患者蛋白有轻微的一过性升高。

（三）神经电生理检查

运动神经传导速度测定表现为：节段性、非对称性、持续性的传导阻滞，复合肌肉动作电位，近端较远端波幅及面积下降 50％以上，时限增加＜30％，感觉神经传导速度正常。

(四)神经活检

病变段神经脱髓鞘复髓鞘、"洋葱球"样形成,神经膜细胞增殖,无炎症细胞浸润。

(五)MRI检查

可发现传导阻滞段的周围神经呈灶性肿大。

四、诊断

主要根据临床特点(典型的肌无力特征、感觉大致正常)及典型的神经电生理特征(节段性、非对称性、持续性的传导阻滞等)做出诊断,抗 GM_1 抗体滴度升高,神经活检的特征性改变有助于确定诊断。

五、鉴别诊断

(一)慢性吉兰-巴雷综合征(CIDP)

本病有客观的持久的感觉障碍,肌无力的同时不伴有肌束震颤及肌肉痉挛,腱反射减弱或消失,脑脊液蛋白明显升高,可持续12周,免疫激素治疗效果良好。血中无抗 GM_1 抗体。

(二)运动神经元病

该病影响脊髓前角运动细胞和锥体束,临床表现为肌无力及肌萎缩,可累及脑神经,无感觉障碍,腱反射亢进,锥体束征阳性。而MMN无锥体束征,病灶与周围神经支配区一致,血中可出现抗 GM_1 抗体,运动神经传导阻滞特点可供鉴别。

六、治疗

(一)静脉注射免疫球蛋白

用量0.4 g/(kg·d)(具体用法见吉兰-巴雷综合征的治疗),连用5天为1个疗程,用药数小时至7天即开始见效,90%的患者肌力在用药2周内明显提高,运动神经传导速度明显好转,疗效可维持3～6周,症状即复发,因此,需要根据病情复发的规律,定期维持治疗。免疫球蛋白不能使抗 GM_1 抗体滴度降低。

(二)环磷酰胺

可先给大剂量治疗,而后以1～3 mg/(kg·d)的剂量维持治疗,85%的患者症状改善,血清抗 GM_1 抗体滴度下降。

以上两种方法同时使用,可减少静脉免疫球蛋白的用量,减少复发,但明显萎缩的肌肉对治疗反应差。因部分患者经上述治疗后,原有症状好转的同时仍有新病灶的产生,所以目前认为上述治疗只是改善症状,不能阻止新病灶的产生,病情仍处于缓慢进展状态。

（三）糖皮质激素及血浆置换

基本无效,糖皮质激素甚至可加重病情。

七、预后

本病为缓慢进行性病程,病程可达几十年,94％的患者始终能够保持工作能力。

第六章

神经-肌肉接头和肌肉疾病

第一节　重症肌无力

一、概述

重症肌无力(myasthenia gravis,MG)是主要由抗体介导、细胞免疫依赖、补体参与、主要累及神经肌肉接头突触后膜,表现为骨骼肌波动性疲劳的自身免疫性疾病。该病约85%由乙酰胆碱受体(AChR)抗体致病,在余下约15%的AChR抗体阴性患者中,20%～50%由骨骼肌特异性受体酪氨酸激酶(MuSK)抗体致病,其余很少数由低密度脂蛋白受体相关蛋白4(LRP4)抗体或其他尚未清楚的致病抗体引起的神经肌肉接头传递障碍所致的疾病。该病自发缓解率低,治疗主要以免疫抑制及清除抗体为主。全球范围的患病率为(1.7～10.4)/100 000。国外报道女性发病较男性更多。国内男女发病比例基本相同,早发型女性较多,晚发型男性较多。男女性发病均呈双峰现象。国外报道女性发病高峰年龄段为20～24岁和70～75岁,男性发病高峰为30～34岁和70～74岁。约85%的MG患者合并胸腺异常,其中70%为伴生发中心形成的胸腺增生或15%位胸腺瘤。

二、临床特点

MG呈慢性缓解复发病程,主要表现为波动性骨骼肌无力(主要因乙酰胆碱耗竭),即休息后可缓解的病态疲劳,典型患者表现为晨轻暮重。多数患者在起病1～3年内达到病情高峰。发病可从一组肌肉无力开始,在数年内逐步累及其他肌群。累及眼外肌可表现为眼睑下垂、视物模糊或视物成双,眼球各向运动受限(不一定各眼外肌均累及),重者眼球固定。交替性眼睑下垂有诊断意义。

50%～70%的眼肌型 MG（OMG）在 2 年内会进展至全身型 MG（GMG），也有 10%～16%的 OMG 一直限定在眼肌不继续进展。累及延髓肌可表现为吞咽困难、构音障碍。肢体骨骼肌累及以近端较远端常见，但部分患者也可出现远端为主或无明显倾向性的表现。累及颈伸肌还可出现抬头困难。累及膈肌及呼吸肌可出现呼吸费力，重者呼吸衰竭。MuSK-MG 更常引起肌萎缩，AChR-MG 晚期可出现肌萎缩。儿童首次发病多仅累及眼肌，约 25%的患儿有望在 2 年内自发缓解。

上述为 MG 的共性，而了解 MG 的"个性"，即各种分型及组合对制定治疗策略也至关重要。不同的个体 MG 特定的分期、分型特点对各种治疗的反应及预后往往不一。MG 的分型主要表现如下。①早发型 MG：发病年龄≤50 岁（也有文献以 40 岁或 60 岁作为临界点），以女性多见，多合并胸腺增生，血清 AChR 抗体阳性常见。②晚发型 MG：发病年龄＞50 岁，以男性多见，一般无胸腺增生或胸腺瘤，血清 AChR 抗体阳性常见。③伴胸腺瘤 MG：发病年龄多＞50 岁，儿童较少，多见于抗 AChR 抗体阳性患者，可能同时合并其他副肿瘤综合征表现。该型更常合并其他自身免疫病，约 25%的患者可出现各种非运动症状，如单纯红细胞再生障碍性贫血、斑秃、免疫缺陷症、视神经脊髓炎、边缘性脑炎、心肌炎、味觉障碍等。部分患者检测肌联蛋白抗体及兰尼定碱受体抗体阳性。病情多呈中到重度，预后相对更差。④AChR-MG：如上所述，此型的临床表现多样，可包括早发、晚发；有无胸腺瘤；眼肌或全身型等。⑤MuSK-MG：多为年轻女性（年龄＜40 岁），部分患者可急性起病并迅速进展。几乎无胸腺异常，目前国际上仅报道发现了 1 例 MuSK-MG 合并胸腺瘤的个例；好累及的神经肌肉接头部位与 AChR-MG 不太一样，常累及面部、延髓、颈部、呼吸肌，易（早期）出现呼吸肌无力，四肢力量相对较轻，且不够对称。很少伴眼肌受累。⑥血清学双阴性（AChR 抗体和 MuSK 抗体均阴性）MG，发病年龄无特异性，可有胸腺增生，该类患者可能有低亲和性 AChR 抗体而不能被现有技术检测到。⑦OMG，我国最常见的发病类型，其中约 50%的眼肌型 MG 患者血清中 AChR 抗体阳性，极少检测到抗 MuSK 抗体。⑧LRP4-MG：可见于血清血双阴性 MG 中，近几年才发现，报道有限，部分病例可合并胸腺异常。

三、诊断

正确的诊断是合理治疗的前提，因为一旦确诊即需长期治疗，且某些药物可能带来多种不良反应风险，部分患者还需切除胸腺。诊断 MG 应基于典型的临床表现(如受累骨骼肌病态疲劳、症状波动、晨轻暮重)基础上结合药物诊断试验和神经电生理结果综合分析。诊断价值较高的检测包括:疲劳试验(Jolly 试验)、血清抗体检测、神经电生理检测、抗乙酰胆碱酯酶抑制剂药物诊断试验。①疲劳试验(Jolly 试验)阳性。②乙酰胆碱受体抗体(AChR-Ab),敏感度:约85%的全身型 MG 阳性,50%~60%的眼肌型 MG 阳性;特异度:如 AChR 抗体阳性,无论是 GMG 还是 OMG,均有 99%可能罹患 MG。③MuSK 抗体,约40%的 AChR 抗体阴性 MG 可检测出 MuSK 抗体阳性。④重复神经刺激减幅范围>10%(诊断 GMG 的重要依据)。⑤单纤维肌电图异常。⑥新斯的明试验或依酚氯铵试验阳性。应注意,MG 诊断需基于临床,单独的实验室结果不能诊断。虽然 AChR 抗体特异度较高,但如果检测使用酶联免疫吸附法,可信度不如非放射免疫法高,甚至可出现假阳性。AChR 抗体阳性或 MuSK 抗体阳性偶见于MG 以外的其他疾病,尤其以后者稍多见。对不典型的 MG 进行活检,需注意兼顾 MuSK-MG 好累及的部位取材,这部分患者四肢取材阳性率往往不如AChR-MG高。近几年还报道了部分 AChR 抗体及 MuSK 抗体均阴性的患者可检测出 LRP4 抗体,有望将来在临床开展。

四、治疗

(一)治疗目标

虽然 MG 病情变化多,波动性大,且病程较长,但是是一种可治性的慢性病,许多患者如治疗得当,症状可以减轻,甚至可以达到临床或药物缓解。应鼓励患者,树立信心,以更好的长期治疗。治疗目标:缓解症状,恢复或保持日常生活能力,减少和预防复发,早期延缓进展至全身型,避免或减少不良反应。

MG 治疗思路大致可分下面几方面:①治疗前评估(诊断、分型、量表评分);②选取治疗方案;③避免加重 MG 的用药;④该病非常讲究个体化治疗,应根据不同的分型、病程、药物不良反应、治疗意愿、经济状况制订治疗策略。

(二)治疗策略

MG 治疗主要分以下几部分:①增加乙酰胆碱传导;②短期免疫调节治疗,PE 或 IVIG;③免疫抑制治疗;④非药物治疗;⑤胸腺切除术;⑥并发症治疗;⑦其他类型(包括难治性 MG、MG 危象等);⑧药物相互作用;⑨未来分子靶向治疗。

MG 按治疗阶段可分短期、中期、长期治疗,可联合在患者的不同阶段使用。短期治疗可弥补中、长期治疗起效慢的缺点。免疫抑制剂长期联用往往可产生协同或序贯作用,不但效果更佳,且有助于减少单药的用量和不良反应。①短期治疗:MG往往易进展加重,需尽快诱导缓解。可选择的药物:抗乙酰胆碱酯酶药(溴吡斯的明)、PE、IVIG。②中期治疗:此法数周至数月后改善,数月至上年才可能达到最佳疗效。包括各种免疫抑制剂,如激素及磷酸酶抑制剂(如环孢素A和他克莫司)。③长期治疗:数月甚至几年才起效,但可明显改善病情最终转归,且不良反应较少。包括胸腺切除术,及另一些免疫抑制剂,如硫唑嘌呤、霉酚酸酯。

1. 增加乙酰胆碱传导

胆碱酯酶抑制剂为 MG 一线治疗用药,通过抑制乙酰胆碱酯酶的功能,抑制乙酰胆碱在神经肌肉接头处的分解,进而改善神经肌肉传导。该药主要用于 AChR-MG,尤其是新发的 MG 反应较好,也可用于病情较轻的 MG(如 OMG、儿童及青少年 MG、MG 妊娠期等)作为单药治疗。该药可减轻多数患者症状,但不能改变 MG 病理过程,且仅少数患者单用该药症状可完全消失。故多数患者需在此基础上加用免疫抑制剂。MuSK-MG 对其反应较差,可能与此型患者抗体聚集的部位不同有关,部分 MuSKMG 病例呈 ACh 高反应性,标准剂量下即可出现肌肉痉挛甚至胆碱能危象。

最常用的药物为溴吡斯的明,通常 15～30 分钟起效,药效持续 3～6 小时,存在个体差异。起始用量:30～60 mg,间隔 4～6 小时 1 次,4～6 次/天,可逐渐增至 60～90 mg,间隔 3 小时1 次。通常白天剂量不会超过 120 mg,每 3 小时。如剂量过大,或超过 120 mg,反而可能引起肌无力加重。夜间或晨起无力可相应的夜间或起床前服长效溴吡斯的明 180 mg。长效溴吡斯的明不能用于白天的常规治疗,因药物吸收及反应可能相差较大。可能的不良反应:机体过多的乙酰胆碱积聚,终板膜电位发生长期去极化,复极化过程受损,造成胆碱神经先兴奋后抑制,产生一系列毒蕈碱样,烟碱样症状。其中以毒蕈碱样症状常见:消化道高反应性,如胃痛、腹泻、口腔及上呼吸道分泌液增加,偶有心动过缓。可以抗胆碱药对抗上述反应,如阿托品(避免长期使用),也可选用洛哌丁胺,或格隆溴铵。烟碱样中毒症状包括肌肉震颤、痉挛和紧缩感等。

注射剂有新斯的明、溴新斯的明,应用于诊断试验、吞咽或呼吸困难及 MG 危象(急需改善肌无力时)。新斯的明每次 1～1.5 mg,与阿托品 0.5 mg 肌内注射。

注意事项:①通常多数 MG 患者使用乙酰胆碱酯酶抑制剂后病情可获得部分改善,但数周至数月后效果逐渐减少。②该药主要用于轻、中度患者,病情严重的患者对该药反应欠佳。③症状前治疗,如吞咽困难,可饭前 30 分钟服用。④长期应用患者对此类药物敏感性降低,药量增加,不良反应更为明显。⑤如单用溴吡斯的明病情逐渐好转,则可逐渐撤药,如效果不佳,则加用免疫抑制剂(一般先试用激素)联合治疗;如溴吡斯的明联合激素治疗疗效较好,撤药时应先停用溴吡斯的明,随后激素再逐渐减量。溴吡斯的明联合其他用药同理。⑥女性月经期病情加重者可增加剂量。⑦其他的此类替代药可考虑麻黄碱(25 mg,2 次/天),该药与溴吡斯的明作用于突触后膜不同,可改善突触前膜乙酰胆碱的释放,但因注意避免过量使用或滥用。该药有诱发猝死和心肌梗死的报道。⑧3,4-二氨基吡啶仅对部分先天性 MG 有效,不建议用于自身免疫性 MG。

2.短期免疫调节治疗

(1)PE:PE 可清除 MG 体内的致病抗体,起效快,用于治疗病情较重、急剧加重或出现 MG 危象,或胸腺切除术前有中度及以上无力的患者。此外,国外报道就治疗 MG 危象而言,PE 可能较 IVIG 稍好。

用法:每次交换 2~3 L 血浆,隔天 1 次(或每周 3 次),直至症状明显改善(通常至少 5~6 次血浆置换治疗后)。通常治疗后第 1 周症状即开始改善,并持续 1~3 个月。

缺点:①疗效持续时间短,治疗后 1 周抗体可开始反弹,故还需加用免疫抑制治疗;②通常需深静脉置管,从而增加感染风险(可致 MG 加重)。血浆置换不应用于 MG 的长期治疗。

(2)丙种球蛋白:IVIG 疗效大致与血浆置换相当。可能的机制:MG 的特异抗体结合(但无法持续作用),加速已存在的抗体凋亡,抑制补体结合等。可同样适用于治疗病情较重或出现 MG 危象的患者,或胸腺切除术前有中度无力的患者;同时还适用于病情不算重但迫切想尽快改善病情的患者;还可用于激素治疗早期以弥补激素起效较慢的缺点。但对病情较轻(如 OMG)或病情较平稳的患者与常规用药相比,无显著效果,目前国外指南不推荐用于该人群。用法:单疗程总剂量 2 g/kg,可连用 5 天[400 mg/(kg·d)]。间隔数周或 1 个月后可重复使用,至少使用 3 个月。通常治疗数天后病情开始改善,并持续数周至数月。部分病情较重的病例,可考虑每周治疗。可能的不良反应:感冒药症状最常见,如头痛、肌痛、发热、恶性、呕吐等,还可引起皮疹,亦有报道极少数可引起无菌性脑炎。可检测 IgA,如 IgA 偏低,提示用药后过敏风险较高。此外合并肾功能不全的患者接受 IVIG 治疗过程中有一定发展为肾衰竭的可能,故需注意监测肾功能。IVIG 还可能引起脑卒中,有高凝状态或明显动脉粥样硬化的患者应避免使用。可通过治疗前激素治疗(如地塞米松5 mg静脉注射)减少不良反应,如治疗过程出现不适,可适当减慢输液速度(通常在治疗前30分钟减速,如无不适可增速),如无法耐受需停用。

上述两种药费用均较昂贵,各有利弊,可综合个体病例情况选用。

3.免疫抑制剂

如免疫抑制剂方案选取得当,大多数患者可获得较佳的改善,许多患者治疗后可恢复日常工作生活。AChR-MG与MuSKMG都对免疫抑制剂反应较好。目前常用的有:激素、硫唑嘌呤、环孢霉素、他克莫司、霉酚酸酯、甲氨蝶呤、环磷酰胺等。选用何种药物或如何联用,需根据患者个体情况、疾病分型、病程阶段、可能的不良反应等全盘考虑。在服用激素基础上添加免疫抑制剂还有助于激素减药。

(1)肾上腺皮质激素:肾上腺皮质激素对多数患者疗效较佳,但长期使用可能出现一系列不良反应,现多主张联合其他免疫抑制剂使用,长期治疗的最低剂量需兼顾疗效及不良反应平衡。可能的机制:改变淋巴细胞的迁移,抑制细胞因子和白介素生成,通过各种途径减少抗体生成。大致可分两种治疗方案:①小剂量递增维持疗法,较安全,常用于门诊患者。国外指南通常将该激素方案作为主要推荐,还主张对住院患者短期免疫调节治疗迅速诱导缓解基础上联合该疗法使用,但该法费用较贵。最初剂量15~20 mg/d,每2~3天逐渐增量5~10 mg,直至60 mg/d。如老年体弱者或并发症较多的患者,逐渐增量速度可减慢,可每1~2周增加10 mg。至达到最佳剂量后,可连用1~3个月或直到观察到患者症状有明显改善。后逐渐减量至隔天服用,以减少不良反应,同时可减少内源性肾上腺功能抑制。此疗程从小剂量递增至最后隔天服用,可能耗时数月。该法需注意:起效较慢,可能对病情较轻的患者更适用,如使用其他免疫抑制剂效果欠佳的OMG,或轻度GMG;在隔天服用的间隔天,可添加更小剂量的激素(通常每月不超过10 mg),以预防症状波动。②中剂量冲击,逐渐减量维持疗法。国外文献称为"大剂量冲击法"。该法可更快诱发缓解。1.5 mg/(kg·d)治疗2周,随后转换成隔天疗法(如隔天100 mg),维持上述剂量直至肌力恢复正常或症状明显改善出现一个平台期。随后逐渐减量,每2~3周减5 mg,一直减至隔天20 mg。此后,每4周减量2 mg,至维持无明显症状反复的最低剂量。该法缺点是部分患者冲击4~10天(多数在第1周内)可发生症状加重(常见于原有延髓肌和呼吸肌受累的患者),甚至可进展至MG危象,故推荐治疗开始阶段住院治疗。③大剂量冲击。该法肌无力加重概率更高,国内使用较多。起始阶段应在

ICU 病房或有辅助呼吸器条件下进行。国内指南建议:甲泼尼龙 1 000 mg/d 静脉注射 3 天,然后改为 500 mg/d 静脉注射 2 天;或地塞米松 10～20 mg/d 静脉注射 1 周;随后改为泼尼松龙 1 mg/kg/d 晨顿服。症状缓解后,维持 4～16 周后逐渐减量,每 2～4 周减 5～10 mg,至 20 mg 后每 4～8 周减 5 mg,直至隔天服用最低有效剂量。糖皮质激素剂量换算关系为:氢化可的松 20 mg=可的松 25 mg=醋酸泼尼松龙 5 mg=甲泼尼龙 4 mg=地塞米松 0.75 mg。

可能的不良反应:糖尿病、高血压病、肥胖、水及钠潴留、白内障、青光眼、胃肠道症状、精神症状、骨质疏松、无菌性股骨头坏死,抑制垂体促肾上腺皮质激素分泌、伤口愈合延迟等。长期服用尤其易合并严重的不良反应,应定期复诊,故不能定期复诊或依从性不佳的患者,不推荐激素治疗。服用激素应注意管理以下方面:血压、血糖、体重、心及肺功能、眼底检查、骨密度等。建议治疗期间低盐饮食,补充钙剂、维生素 D、二膦酸盐类预防骨质疏松。一些患者在合并肺结核、消化道溃疡或糖尿病时,应积极治疗原发病,可考虑使用其他不影响此类并发症的免疫抑制剂。激素治疗 MG 出现肌力加重除了上述早期出现的一过性加重外,还可能出现以下情况:①低钾血症;②类固醇疾病,多见于长期服用且缺乏锻炼后,应结合临床症状及肌电图鉴别,激素减量及物理治疗可改善。如果此前激素治疗,计划行胸腺切除术的患者,可术前口服维生素 A(25 000 U,2 次/天)可促进术后伤口愈合。

(2)硫唑嘌呤:硫唑嘌呤(依木兰)长期应用,安全度较高,已成为除激素以外最常用于治疗 MG 的免疫抑制剂。硫唑嘌呤可将 6-巯基嘌呤转化后干扰淋巴细胞的嘌呤合成,同时抑制 B 细胞和 T 细胞增殖。该药通常作为激素治疗基础上的联合用药,有助于激素减量,两者联用药效相加,而不良反应不相加。成年患者可首先试用每次 25 mg,2 次/天,以了解对药物的反应,有无明显不良反应,随后逐渐增量,通常有效剂量为 2～3 mg/kg。该药一般 4～6 个月起效,部分患者可能 1 年后才起效。可能的不良反应:感冒样症状、骨髓抑制、肝功能损伤,长期服用增加肿瘤发生的风险。该药在合并痛风的患者需谨慎使用,因别嘌醇可干扰硫唑嘌呤体内代谢,可造成严重的骨髓抑制。需检测血常规、肝及肾功能。血常规监测最初 4 周内每周 1 次,以后每月 1 次,1 年后每 3 月 1 次。如白细胞降至 4 000/μL 则需减量,降至 3 000/μL 需停药。

激素可增加白细胞数,与硫唑嘌呤合用时,白细胞数作为观察指标难以鉴别。可选用其他指标,如淋巴细胞数<1 000/μL 和/或平均红细胞容积(MCV)增加均可作为替代。少数患者给予标准剂量的嘌呤类药物治疗时,可能会发生

严重的造血系统毒性反应,这种对药物的不耐受现象提示可能存在硫嘌呤甲基转移酶(TPMT)活性缺陷。TPMT 是嘌呤类药物代谢过程中决定疏鸟嘌呤核苷酸(TGNs)浓度的关键酶。早期检测 *TPMT* 基因分型,可以避免治疗早期出现的可预防的严重骨髓抑制并指导个体化用药。

(3)环孢霉素:即环孢素 A,为霉菌类产生的一种循环多肽,在移植后的免疫抑制及自身免疫病广泛使用,可抑制磷酸酶,进而抑制 T 细胞活化。该药对 MG 起效较硫唑嘌呤更快,可单用,但通常联合激素使用,从而减少激素用量。用法:$4 \sim 5$ mg/$(kg \cdot d)$,每天 $2 \sim 3$ 次。可能的不良反应:高血压、肾毒性、多毛症、牙龈增生及胃肠道反应。主要需监测血压及肾功能。应监测血药浓度(维持至 $75 \sim 150$ ng/mL),如进行服药后 2 小时浓度(C_2)监测,前瞻性研究表明,2 小时浓度与浓度-时间曲线下面积(AUC)具有高度的相关性,与谷浓度相比,2 小时浓度能更好地反映环孢素的吸收情况。该药可与多种药物相互作用,如患者新加入其他类型的长期用药,需注意监测 C_2 值。

(4)他克莫司:即 FK506,或普乐可复,已逐渐成为 MG 治疗的主要药物之一。药理机制与环孢素 A 相似,但免疫抑制作用比环孢素 A 更强。他克莫司虽然结合的受体(FKBP)与环孢素 A 不同,但两者与磷酸酶反应的机制实质上是一样的。该药起初在器官移植尤其是肝移植领域使用,近年开始用于 MG。较多的研究显示,该药治疗 MG 效果可能优于诸多其他的免疫抑制剂。用法:$0.075 \sim 0.1$ mg/kg,2 次/天,需监测血药浓度(维持至 $7 \sim 10$ ng/mL)。不良反应:肾毒性及高血压的不良反应与环孢素 A 相似,但多毛症及牙龈增生相对少见。需监测血常规、肾功能、血糖、电解质。该药费用价格较高。

(5)霉酚酸酯:即 MMF,或吗替麦考酚酯(骁悉)。霉酚酸酯通过抑制嘌呤合成的从头合成途径通路,抑制 T 细胞及 B 细胞增殖,而其他的细胞增殖不受影响。还可抑制 B 细胞生成抗体。缺点是不能清除或减少之前已存在的自身反应性淋巴细胞,需等到这些细胞凋亡后疗效才开始逐渐明显。此凋亡阶段可能耗时数月至 1 年。用法:起始 500 mg/d,逐渐加至 1 g 或 1.5 g/d,2 次/天。不良反应:相对少见,偶报道有腹泻、白细胞计数降低、贫血或血小板计数减少,且服药后发生肿瘤的风险相对其他免疫抑制剂更低。缺点是起效时间太长,价格较高。

(6)其他免疫抑制剂:甲氨蝶呤和环磷酰胺,在 MG 报道有限,仅推荐在上述免疫抑制剂治疗无效时试用。环磷酰胺的应用限制主要在于,易出现各种毒副作用,如肾毒性、出血性膀胱炎、严重的骨髓抑制、不孕不育、新发肿瘤等。

4.非药物治疗

轻度 MG 患者可行呼吸肌和力量训练,对肌力有一定改善。建议患者控制体重,注射季节性流感疫苗。

5.胸腺切除术

胸腺切除术已成为治疗 MG 的重要手段之一,许多的 MG 切除胸腺后可最终达到药物或临床缓解。切除胸腺的依据:胸腺为 MG 始发的主要部位之一,可保持持续的自身免疫反应,胸腺中含有 3 种致病细胞:上皮样细胞、产生致病抗体的 B 细胞,辅助此类 B 细胞产生致病抗体的辅助性 T 细胞。胸腺切除术一般只有两个目的:切除本身合并的胸腺瘤,或治疗 MG。该手术治疗 MG 目前虽还缺乏足够的循证医学证据,主要问题在于设计实施随机双盲对照研究难度较大,且较难区分手术的疗效是否究竟受手术前后的药物治疗影响多大。但国内外专家均对该治疗的效果比较认可。最近我们对近 30 年发表的相关文献进行系统评价显示,对于全身型 MG 的成年患者,越早治疗,效果(以临床缓解为观察指标)往往就越好。

合并胸腺瘤的 MG 通常需手术切除,肿瘤虽多为良性,但其可侵犯局部并累及胸廓内重要组织。对非侵袭性的胸腺瘤,术后还可结合放射治疗。但放射治疗仅是针对胸腺瘤,并非针对 MG,故放射治疗后 MG 症状可能好转,也可能加重。少数学者还主张进行化学治疗。切除胸腺瘤还可增加 MG 对激素反应的敏感度,以利于激素减量。

如不合并胸腺瘤,手术指征为自青春期开始至 60 岁年龄段范围内的全身型 MG 患者(尤其是 AChR-MG)。这部分病例术后约 85% 最终可获得改善。其中 35% 可达到无须依赖药物的临床缓解。手术切除的优点:可能获得长期病情改善。但胸腺切除后通常需数月至 1 年余才显示获益,最大疗效可能在 2 年后。部分病例术后亦利用激素减量,少数患者可成功撤药。该手术应尽可能安排有围术期重症肌无力管理经验的医师进行。

对于不合并胸腺瘤的全身型 MG 患者,如何限定手术指征的年龄段仍较有争议,通常建议为 12~60 岁年龄段。因为儿童通常直至青春期开始后,胸腺才发育完毕,故青春期前不太主张切除胸腺;反之,胸腺萎缩通常在 55~65 岁,故萎缩后再手术已无必要。目前的争议:①对未达青春期的而儿童进行胸腺切除,对其生长发育可能无明显损害,不少医院已开始尝试对这部分患者进行手术,将来有希望将适应证扩大到这个群体,但需注意筛选合适的儿童 MG 病例。②AChR抗体阴性 MG 是否应行手术仍有争议。③MuSK 抗体阳性患者通常不主张手术,此类患者胸腺生发中心无异常改变,MuSK-MG 胸腺切除后胸腺病理显示改变较轻,已有的研究显示手术治疗无效。④AChR 和 MuSK 抗体双阴性患者可合并胸腺异常,已有的文献显示患者可从手术中获益,尤其是这部分早期 GMG。目前欧洲神经病协会指南亦推荐对此型患者可考虑进行胸腺切除术。⑤OMG 通常不建议手术。

其他应注意的地方包括:①胸腺切除术不应作为紧急手术实施;②术前应先予免疫抑制剂治疗,可减少术后感染的风险,并促进伤口愈合;③如病情较重,或累及吞咽肌或呼吸肌,应先行 PE、IVIG 或免疫抑制剂治疗;④术后给予 PE 或 IVIG,可促进病情的恢复及减少肌无力危象的发生;⑤因胸腺切除后起效时间较长,术后应继续术前免疫抑制剂治疗方案,而不应立即开始减量。

手术方式如下:①经颈胸腺切除术(标准和扩大)。分别称之为 T-1a 和 T-1b。②经胸腔镜胸腺切除术(标准和扩大):分别称之为 T-2a 和 T-2b。③胸骨正中劈开胸腺切除术(标准和扩大):分别称之为 T-3a 和 T-3b。④经颈-胸骨联合胸腺切除术:称之为 T-4,该手术方式被认为是治疗 MG 的标准手术方式。其他的手术方式还包括达·芬奇机器人胸腺切除术等。究竟何种手术效果更佳,目前尚无定论。

手术可能的并发症:麻醉意外、伤口延迟愈合、胸骨失稳、胸腔积液、肺不张、肺炎、肺栓塞、膈神经或喉返神经损伤,甚至肌无力加重。胸腺切除后肌无力加重的可能机制:胸腺瘤内有两种相互对立的作用,一种是产生自身免疫反应的细胞并可在其他部位继续浸润,另一种作为自身抗体,能抑制自身免疫反应,这两种作用有各种各样的组合。当手术切除了产生自身免疫反应的胸腺瘤时,有助于治疗 MG。当切除了抑制自身免疫反应的胸腺瘤时,则产生 MG 甚至加重 MG。此外,术后容易出现呼吸系统并发症,应加强护理、保持呼吸道通畅,避免感染加重病情。鉴于此,应尤其注意加强围术期重症肌无力的管理和评估。近年陆续报道了胸腺切除后易合并视神经脊髓炎疾病谱的研究,比如病理征阳性的患者检查脊髓 MRI 可能观察到亚临床病灶,伴或不伴视神经受累/视觉诱发电位异常。此时应排除合并多发性硬化,并选用 MG 和视神经脊髓炎可共用的药物。

术前用药:如麻醉后患者不能口服药物,应取代以静脉给药。如不能口服溴吡斯的明60 mg,可予新斯的明 1 mg 静脉推注。术后重点观察呼吸功能。有报道采用硬膜外麻醉有利于减轻术后疼痛,以减少对呼吸肌的影响。术前应用 PE 或 IVIG 使 MG 得到缓解或进入相对静止状态,避免在病情进展期手术,可降低术后发生肌无力危象的风险。术后 PE 或 IVIG，并合理应用呼吸肌辅助呼吸亦可避免或改善术后肌无力危象的发生。此外，术后短时间内如给予乙酰胆碱酯酶抑制剂，可使其效果处于高敏状态，此时即使药量与术前相同，也可能诱发胆碱能危象。故应从小剂量开始服用，一般为平时的 1/3 至 1/2 量，再逐渐增加。

五、其他类型

(一)眼肌型 MG

目前尚较难预测 OMG 进展至 GMG 的危险因素。国外最新的指南推荐首选乙酰胆碱酯酶抑制剂治疗，如效果欠佳，可加用糖皮质激素隔天治疗。乙酰胆碱酯酶抑制剂对改善眼睑下垂，但对复视效果欠佳。免疫抑制剂可改善复视，但需权衡病情需要及不良反应风险孰轻孰重。胸腺切除术目前尚不作为 OMG 的常规推荐治疗，但如 OMG 合并胸腺瘤，可考虑手术。

(二)MuSK-MG

此型患者症状相对更重，可呈进展病程，应选用能尽快诱导缓解的治疗方案。MuSK-MG 对免疫抑制剂、PE 反应较好，但效果总体而言不如 AChR-MG。许多病情轻-中度患者单用激素（如 50 mg/d）即可控制较好，但减量时易出现复发，即使加用其他免疫抑制剂也较为依赖激素。对霉酚酸酯效果可，但对硫唑嘌呤和环孢素 A 反应欠佳。对乙酰胆碱酯酶抑制剂反应不佳。对 IVIG 治疗不如 AChR-MG 反应好，如 PE 效果不佳可考虑选用。一部分患者即使长期免疫抑制剂治疗后仍表现为持续性肌无力和肌萎缩。

(三)儿童型 MG

儿童型 MG 多为眼肌型，且部分患者可自发缓解，还有一部分经适当治疗后亦可完全治愈。因为激素治疗有发育迟缓等可能的不良反应，因此用药上应更为审慎。多首先尝试溴吡斯的明单药治疗，如（3～6 个月）疗效不满意时可考虑短期糖皮质激素治疗。一些其他的免疫抑制剂具有血常规及骨髓抑制不良反应，故一般不建议使用其他的免疫抑制剂。既往对于儿童型 MG 多不主张胸腺切除，但近年相关的研究越来越多，有一些可喜的发现，或许将来手术指征会有所放宽，对于常规治疗效果欠佳时，筛选合适的儿童型 MG 进行胸腺切除术，或许是可行的。

(四)MG 孕期及新生儿 MG

妊娠对 MG 的病情影响因人而异，个体差异较大，可无变化，也可出现加重或改善。目前尚不知具备哪些病情特点的 MG 母亲病情会出现加重。因此,孕期应加强神经科及产科的复诊。产褥期部分病例可出现加重,可能的原因:睡眠缺乏,疲劳,对婴儿过度担心。该阶段的治疗原则:稳定病情,避免使用可能影响胎儿的药物。目前认为胆碱酯酶抑制剂、激素、IVIG 对胎儿是安全的,硫唑嘌呤可能安全,他克莫司相对安全,霉酚酸酯较有争议。通常建议孕期 MG 仅使用绝对有必要的 MG 治疗药物,如仅使用溴吡斯的明及激素,必要时才使用 IVIG。

一过性新生儿 MG 发生率为 12%～20%,产后出现,表现为肌张力下降、吸吮无力、哭闹。目前还难以从母亲的 MG 分型特点预测新生儿 MG 的发生。该病为自限性疾病,病程持续数周至数月(通常不超过 4 个月)后缓解。治疗可予胆碱酯酶抑制剂口服,剂量为每 4 小时 4～10 mg;或静脉用新斯的明剂量为每 3～4 小时 0.05～0.1 mg。用药以哺乳前半小时为佳。部分病情较重的新生儿 MG 应转至新生儿 ICU,必要时辅以机械通气。

(五)难治性 MG 定义

上述治疗无效,或无法耐受上述药物的不良反应,称为难治性 MG。在诊断难治性 MG 时,首先应再次审视诊断,避免误诊。可考虑的方案如下。①大剂量环磷酰胺冲击,可破坏并重构已成熟的免疫系统,从而可能诱导自身免疫病的缓解,难治性 AChR-MG 和 MuSK-MG 均适用。治疗前需全身合并的全身疾病或感染,及药物的耐受。该药可引起膀胱刺激,通常建议插尿管。用法:静脉注射,50 mg/(kg·d),连续 4 天。连续检测中性粒细胞,直至升至 1 000/mm^3。该疗程结束后 6 天,加用粒细胞集落刺激因子,以改善干细胞增殖及促进免疫系统重构。治疗期间预防性使用抗生素,注意液体管理,必要时输血。国外报道此法治疗 12 例难治性 MG,其中 11 例获得了明显改善,其中 5 例对药物无反应的患者重新对免疫抑制剂敏感。这 11 例中,8 例为 AChR 抗体阳性,1 例为 MuSK 抗体阳性,3 例为双阴性(AChR 抗体及 MuSK 抗体均阴性)。治疗后复查抗体滴度均不同程度下降,但未能完全清除,故建议后续仍应继续免疫抑制剂长期治疗。②近年报道了一种针对 B 细胞的单克隆抗体 anti-CD20(利妥昔单抗,rituximab)可改善难治性 MG 症状,尤其是难治性 MuSK-MG。③干细胞治疗,其移植治疗以自体造血干细胞移植为主,亦有异基因造血干细胞及间充质干细胞移植的报道。④多次 PE 联合免疫抑制剂治疗难治性 AChR-MG 可能效果欠佳,对难治性 MuSK-MG 有一定疗效,但有效持续时间较短。

(六)MG 危象

MG 危象为肌无力恶化,膈肌和肋间肌无力导致的呼吸衰竭,以致威胁生命。国内 MG 危象患者较国外年龄更低。该病病情变化快,是内科处理最棘手的急重症之一。最常见的病因为感染,约占半数患者,如果此前免疫抑制治疗不足,合并感染时发生危象的风险更高。其他的诱因包括感冒、情绪压力波动、快速的大剂量激素冲击、手术应激。少部分患者诱因不明显,需警惕有无某些少见的合并感染,如憩室炎、牙龈脓肿、条件致病真菌或病毒感染。还有部分患者可能无明显诱因。治疗策略如下:①立即改善通气是关键。多数需气管插管及机械通气。病情较重的患者气管插管一般很难短期内拔管,应及早气管切开。少数患者仅需无创通气治疗。②按急重症疾病进入 ICU 管理模式(心肺脑支持)。③选用起效较快的治疗方案,如 PE 或 IVIG,但后者耐受度更好,治疗方式更简便易行;中-大剂量激素冲击因有加重病情的风险,需在重症监护条件的医院才能开展,不应作为 MG 危象期首选。④注意鉴别易误诊为 MG 危象的几种情况,如胆碱能危象,加之较多数据显示乙酰胆碱酯酶抑制剂在重度 MG 往往反应欠佳,应暂时减少或停药,可减少恢复药物的敏感度及减少气道分泌物。反之,MG 危象也可与胆碱能危象相互转化,如加用乙酰胆碱酯酶抑制剂过量,亦可诱发胆碱酯能危象。对难以鉴别上述两种疾病的患者,应改善通气的前提下,暂停乙酰胆碱酯酶抑制剂,待观察数天明确 MG 危象后,再考虑是否加用。⑤尽快控制感染,方法同前。⑥胸腺切除术起效慢,非治疗 MG 危象的措施,且手术应激还可进一步加重病情。

六、并发症

(一)感染

感染是引起 MG 加重甚至危象的常见因素,一旦发现,应尽早控制。首先应据经验选择抗生素,待获取药敏培养结果后进一步调整治疗方案。一些少见的感染,如憩室炎、肝炎、牙龈脓肿等常好发于免疫缺陷的患者,如 MG 免疫抑制治疗反应欠佳,亦应注意筛查。因免疫抑制剂可引起病毒增殖,如合并乙型病毒性肝炎,应尽可能控制原发病。

(二)肥胖

激素治疗的相对禁忌证,同时,激素治疗亦可引起肥胖。激素治疗的患者尤其应注意进行体重控制和营养摄入管理,应指导患者低糖、低盐、低糖及高蛋白饮食。减量或隔天服用对控制体重有一定作用。此外,因硫唑嘌呤药量根据体重计算,对于服用该药的肥胖或体重增长的患者,药量需相应调整。

（三）糖尿病

激素治疗可引起血糖升高。但换用隔天疗法也可引起血糖波动，且不同患者反应不一，需尽可能个体化降糖。他克莫司也可引起血糖升高。

（四）高血压病

激素、磷酸酶抑制剂，环孢素 A、他克莫司均可引起血压增高，需定期监测血压。

（五）甲状腺疾病

常见的合并甲状腺疾病为自身免疫性甲状腺疾病，为 MG 最常见的合并疾病，占 MG 的5％～8％，包括桥本氏甲状腺炎和 Graves 病。甲状腺功能亢进或减退可加重或恶化 MG 病情，故需积极治疗。

（六）肾病

环孢素 A、他克莫司具有肾毒性，不主张肾功能不全的患者使用。IVIG 治疗期间，特别是合并肾功能不全的患者，亦可能对肾功能有影响或加重，应注意监测。有报道很少数患者免疫抑制剂治疗后可发生急性肾衰竭。

（七）骨质疏松

长期激素治疗可引起骨质疏松，甚至股骨头坏死，应定期复查股骨头 X 线片、骨密度。可选择的预防性药物，如钙剂、维生素 D(5 000 U，2 次/周)、二膦酸盐类药物。

七、药物相互作用

尽可能避免或谨慎使用可能加重 MG 病情的药物。我们结合了最近国内专家的共识，将 MG 患者慎用的药物归纳如下：部分激素类药物（如甲状腺素）、部分抗生素（如氨基糖苷类、喹诺酮类、大环内酯类）、部分心血管药物（如利多卡因、奎尼丁、β 受体阻滞剂、维拉帕米等）、部分抗癫痫药物（如苯妥英钠、乙琥胺等）、部分抗精神病药物（如氯丙嗪、碳酸锂、地西泮、氯硝西泮等）、部分麻醉药物（如吗啡、哌替啶、普鲁卡因等）、部分抗风湿药物（如青霉胺、氯喹等）、肌松药（特别是非去极化肌松药，如箭毒）。其他注意事项包括禁用肥皂水灌肠。一些中药也可能引起 MG 加重，如六神丸、喉症丸、牛黄解毒丸、蝉蜕等。除此之外，用于治疗 MG 的一些免疫抑制剂也可能与其他药物发生作用。如服用硫唑嘌呤的患者使用别嘌醇，可引起可逆但严重的骨髓抑制。环磷酰胺也可与多种药物作用，在该药联合其他新药进行治疗时，应注意定期查血药浓度。还有一类药物可引起 MG,称药物性 MG,如青霉胺,但该病呈药物依赖性,停药后数月可逐步好转。

八、未来分子靶向治疗

近年随着临床和实验研究的深入,认为病毒持续感染、遗传因素和免疫应答异常与 MG 的发生密切相关。针对发病机制的治疗方面,T 细胞、B 细胞及补体等研究可能为生物治疗提供新的靶点,这些药物有的还处于动物试验阶段,有的已进入临床试验,有望将来应用到 MG 患者中。归纳如下:①激活 T 细胞的细胞内信号传导通路,如针对 CD52、IL-2R、共刺激分子的单克隆抗体治疗及 Janus 蛋白酪氨酸激酶抑制剂,如抗 IL-2R 单抗:实验阶段。②B 细胞主要作用是清除 B 细胞表面分子、B 细胞活化、增殖诱导配体(APRIL),如利妥昔单抗(正行 Ⅱ 期临床试验)。③补体可阻断 C_3、C_5 攻膜复合体形成,如依库珠单抗(正行 Ⅱ 期临床试验)。④细胞因子及细胞因子受体包括 IL-6、IL-17、集落刺激因子,如托珠单抗(实验阶段)。⑤淋巴细胞迁移分子,如芬戈莫德(实验阶段)。⑥抗体,再造 AChR 抗体(又称分子诱饵)从而竞争性阻断致病抗体与补体结合(实验阶段)。⑦病毒学说,注射疫苗预防 MG 发生,对 EBV-MG 进行抗 EBV 治疗(实验阶段)。

第二节　周期性瘫痪与非营养不良性肌强直

一、定义

周期性瘫痪与非营养不良性肌强直为一组遗传性或散发性、异质性疾病,因调节肌膜兴奋性的肌肉离子通道基因突变,肌膜兴奋性升高或下降,出现发作性肌肉力弱(周期性瘫痪)、肌肉收缩后不能松弛(肌强直)或持续性肌病等不同疾病谱型。

二、概述

(一)分类

周期性瘫痪与非营养不良性肌强直可分为周期性瘫痪及非营养不良性肌强直两组疾病,临床表现为纯肌肉麻痹、纯肌肉强直、肌肉麻痹及强直共存。

周期性瘫痪又可分为原发性周期麻痹、继发性周期性瘫痪。原发性周期性瘫痪包括低钾型周期性瘫痪、正常血钾型周期性瘫痪、高钾型周期性瘫痪、毛细血管扩张性共济失调综合征;继发性周期性瘫痪包括甲状腺毒性周期性瘫痪、肾小管酸中毒性周期性瘫痪、原发性醛固酮增多症、嗜铬细胞瘤、远端型肾小管酸中毒、Batter 综合征、胃肠道消耗性周期性瘫痪、药物性失钾、中毒性低钾型周期性瘫痪等。

非营养不良性肌强直包括先天性肌强直、先天性副肌强直、软骨营养不良性肌强直、钾加重性肌强直。先天性肌强直有两种类型:常染色体显性遗传的 Thomsen 型和常染色体隐性遗传的 Becker 型。钾加重性肌强直即钠通道相关性肌强直,可分为波动性肌强直、持续性肌强直、乙酰唑胺敏感性肌强直。

(二)发病机制

肌纤维收缩是通过神经冲动使肌膜去极化产生的动作电位在肌纤维传导、横管膜去极化、肌质网钙离子运动完成的。K^+、Na^+、CL^-、Ca^{2+} 对维系肌细胞膜静息电位、启动动作电位、肌膜除极及复极起着关键作用。

Na^+ 通道蛋白参与发生动作电位,启动激活门、快失活通道、慢失活通道,调控细胞内钠离子浓度。静息时激活门关闭、失活门开放;肌膜去极化时钠离子通道激活门开放、失活门关闭,钠离子进入胞内,产生动作电位;钠离子到达停泊位点后,耦联的慢失活通道开放,出现复极化;如持续去极化,慢失活门关闭,快失活门开放,导致通道在快失活状态,阻滞钠离子进入细胞内,防止重复放电,产生复极化,回到激活门关闭、失活门开放的静息状态。因此,慢失活门控制兴奋性钠离子通道数量,而快失活门发生在动作电位结束后复极化时,如快失活门、慢失活门功能阻滞,去极化延长、出现肌强直,见于高钾型周期性瘫痪;而基因突变导致快失活门、慢失活门功能增强,导致钠通道功能丧失,出现周期性瘫痪;由于存在野生型及突变型通道,相应肌膜去极化程度不同也可表现为不同类型,因此钠离子通道病包括 SCN4A 突变所致的高钾型周期性瘫痪、低钾型周期性瘫痪、先天性副肌强直和钾加重性肌强直。

CL^- 通道蛋白在正常肌膜具有高电导,氯离子为细胞内主要的阴离子,维持静息电位,保证动作电位发生后快速复极。如氯离子通道蛋白基因 CLCN-1 突变,CL^- 电导在生理范围内下降,膜稳定性降低,易对 T 管腔内动作电位后累积的钾离子反应敏感,如氯离子不能够缓冲钾离子时,细胞内处于超极化状态,肌肉过度兴奋,肌膜出现重复放电,即出现肌强直,见于先天性肌强直。

K^+ 通道蛋白的内向整流通道蛋白 Kir2.1 功能为控制钾离子流动,使钾离子减少流出,过极化过程中解除阻滞,打开极孔使钾离子流入,从而稳定膜电位及调节动作电位时间。KCNJ2基因突变导致通道功能丧失、钾电导下降，抑制外向K电流、增强内向电流，引起膜处在过度去极化状态，钠通道转向失活，导致周期性瘫痪，见Andersen-Tawil综合征及部分甲状腺毒性低钾型周期性瘫痪。

Ca^{2+}通道蛋白CAv1.1的功能为肌膜去极化后T管去极化启动兴奋-收缩耦联使钙离子进入肌纤维内激发肌丝滑动，钙通道基因CACNL1A3，v1.1突变，导致位于通道蛋白功能区Ⅱ、Ⅲ、Ⅳ-S4片段电压传感器失能、通道门损伤、兴奋-收缩耦联失调、钙离子释放减少，直接或间接影响钠通道电压调控（失活），出现低钾型周期性瘫痪。

（三）突变基因及电生理改变类型

周期性瘫痪及非营养不良性肌强直具有不同的基因突变类型，且有一定的电生理学表型的差异性，对临床诊断有实用价值。

低钾型周期性瘫痪致病基因有钙通道基因CACNA1S、钠离子通道α亚单位SCN4A基因、钾通道辅助基因KCNE3、10%的患者致病基因尚未明确。国内多为散发病例，突变基因不明。

高钾型周期性瘫痪致病基因为钠离子通道SCN4A基因，T704M或M1592V突变常见。

Andersen-Tawil综合征致病基因为钾离子通道α亚单位KCNJ2基因（Kir2.1）。

1/3西方白种人甲状腺毒性周期性瘫痪致病基因为KCNJ18基因（Kir2.6），国内甲状腺毒性周期性瘫痪患者白细胞抗原A2BW22基因突变较为常见。

先天性肌强直致病基因为氯离子通道CLCN1。

先天性副肌强直致病基因为钠离子通道基因SCN4A。

钾加重性肌强直致病基因SCN4A，突变位点多为A3478G。

应用运动后重复电刺激肌肉复合动作电位幅度的改变（短时程及长时程运动试验）及低温激发试验可以区别不同类型的周期性瘫痪及非营养不良性肌强直。正常人运动后肌肉复合动作电位稳定，低钾型周期性瘫痪复合肌肉动作电位（CMAP）波幅短时运动试验后无变化，长时运动试验下降；高钾型周期性瘫痪CMAP波幅短时、长时运动试验均升高，数小时恢复基线；Thomsen型低温刺激肌强直时间延长，出现正锐波和纤颤电位，低频刺激CMAP波幅递减，短时运动试验波幅下降，低温刺激后加重；Becker型长时运动试验CMAP波幅轻微下降，短时运动试验CMAP波幅下降明显，很快恢复而后又下降；先天性副肌强直低频刺激CMAP波幅递减，低温激发加重；钠通道肌强直运动后肌肉复合动作电位幅度轻度下降。

三、临床表现及辅助检查

(一)周期性瘫痪

1.低钾型周期性瘫痪

常染色体显性遗传或散发,20岁前发病,15～35岁多发,40岁以后发作减少,男性多于女性,饱食、剧烈运动、感染、创伤、情绪激动、月经、寒冷等诱发。多于夜间入睡或清晨转醒时出现,四肢受累为主,近端重于远端,呼吸肌及脑神经支配的肌肉一般不受累,少数重型出现呼吸肌麻痹。发作经数小时至数天恢复,发作间期肌力正常,部分患者发作间期肌力仍不能完全恢复至正常,而发展为持久性肌无力或肌萎缩,以近端肌病的形式存在。发作期血清钾降低,CK升高,心电图可见u波。

2.高钾型周期性瘫痪

常染色体显性遗传,多在10岁前发病,青年时期多发,老年后发作减少,男性多见,饥饿、紧张、寒冷、高钾饮食、服用血钾升高的药物,如保钾利尿剂等均可诱发。晨起后早餐前发作,肌肉麻痹可累及局部肌肉或逐渐至四肢及躯干肌,呼吸肌受累少见,常累及下肢近端、肩胛带肌及运动强度大的肌肉如手、足肌群,还可出现手部肌肉及舌肌强直发作,持续时间数分钟至1小时,3/4的患者用力抓握后出现肌强直或叩击性肌强直。发作间期肌力正常,约50%的患者可进展为持久性近端肌无力。血清钾升高,肌酸激酶(CK)正常或轻度升高,心电图可见T波高尖、Q-T间期延长、QRS增宽等高钾改变。

3.毛细血管扩张性共济失调综合征

常染色体显性遗传,为周期性瘫痪的特殊类型,占周期性瘫痪的10%,患病率约为1/1 000 000,青少年起病,诱发因素同低钾型周期性瘫痪,以周期性瘫痪、室性心律失常和发育畸形三联征为主要临床表现。发育畸形主要累及面部、骨骼肌,面部表现为眼窝凹陷,眼裂短小、眼距宽、阔鼻、薄上唇、上下颌骨发育不全、高颚弓等。骨骼畸形包括小头、脊柱侧弯、身材矮小、小脚、小手、先天性指趾弯曲、并趾等。不伴肌强直。血清钾可降低、正常、升高,降低常见,CK升高,心脏受累以室性心律失常较常见,室性期前收缩,突出的U波,多起源的快速心律失常,心电图可见长Q-T间期。

4.甲状腺毒性周期性瘫痪

甲状腺毒性周期性瘫痪为常见的继发性低钾型周期性瘫痪,国内及亚裔人群散发常见,可能与不同人种基因特性相关,故在此给予概述。甲状腺毒性周期性瘫痪为家族性或散发性,发病年龄 20～40 岁,男女比例约为 20：1。我国的发病率为 1.8%,而北美发病率仅为 0.1%～0.2%。甲状腺毒性周期性瘫痪是以甲状腺功能亢进、低钾血症及突发性肌无力为主要表现,四肢近端肌无力为主,双下肢常见,呼吸肌受累少见,严重可累及延髓肌群。甲状腺毒性周期性瘫痪多于清晨或夜间发病,周期性瘫痪的发作与甲状腺功能亢进病程和严重程度无关。实验室检查可见血钾、尿钾低、低磷酸盐血症、尿磷酸降低、血钙正常或升高、低肌酐血症等,血清钾降低显著,心电图可见窦性心动过速或窦性心律失常,房室传导阻滞、左房肥大。

(二)非营养不良性肌强直

1.先天性肌强直

Thomsen 型先天性肌强直婴幼儿或儿童期起病,强直累及全身骨骼肌,肌肉僵硬,动作笨拙,叩击肌肉可见肌丘或局部用力收缩后出现的持久性凹陷,称为叩击性肌强直。强直存在热身现象,用力收缩后放松困难,成人期趋于稳定,全身骨骼肌普遍肥大酷似运动员。静止、强烈活动、紧张、妊娠、寒冷环境均可加重症状。部分患者可出现一过性肌力减弱,可伴肌痛、精神心理症状。CK 偶可升高。Becker 型较 Thomsen 型更为常见,起病隐匿,首发症状出现晚,男性多于女性,症状重,中至重度的肌强直可伴有短暂的肌无力,这种肌无力仅持续数秒至数分钟,可伴有肌痛。大部分患者首发症状从下肢开始,因此该型也被称为上升性先天性肌强直。

2.先天性副肌强直

常染色体显性遗传,新生儿或少年发病,临床表现为反常性肌强直即运动诱发或连续运动后强直加重、寒冷诱发肌肉力弱、高血钾。肌强直可累及舌肌、面肌、颈肌及手部肌肉,部分伴双下肢轻度受累,持续数秒,可继发数小时至数天的肌无力、部分可有肌肥大。肌痛、肌肥大、肌萎缩少见。临床表现多样,部分患者可有心律失常、甲状腺功能异常等其他系统表现。CK 升高。

3.钾加重性肌强直

钾加重性肌强直为持久严重的肌强直或波动性肌肉僵硬,寒冷及食用高钾食物可诱发强直,多于运动 20 分钟后发作,少见肌无力。钾加重性肌强直包括波动性肌强直、持续性肌强直、乙酰唑胺敏感性肌强直。波动性肌强直特点为青少年发病,10～20 岁,寒冷和运动诱发强直,不同程度波动,运动或钾摄入可加重肌强直,无发作性无力症状。肌电图见广泛强直电位、纤颤电位,传导速度正常,CK轻度升高。持续性肌强直为常染色体显性遗传病,发作时间久、程度重,与波动性肌强直相似,10岁内发病常见,持续的肢体面部及呼吸肌强直,肩胛带肌、颈肌明显肥大。肌电图见连续强直电位,传导速度及运动电位正常,CK升高。乙酰唑胺敏感性肌强直,10岁以前发病,除强直肌肉疼痛外,表现型与Thomsen病相似,钾摄入、运动、空腹及冷暴露可诱导出现广泛肌强直,服用糖类可缓解症状,碳酸苷酶抑制剂乙酰唑胺可迅速缓解症状。

四、诊断

周期性瘫痪诊断依据为发作性弛缓性麻痹、数小时至数天恢复、存在诱发因素、家族史、血清钾水平升高或降低、运动诱发试验CMAP升高或降低、基因突变类型。需除外继发性血钾异常的因素、急性吉兰-巴雷综合征、多发性肌炎等。血清钾升高伴轻度强直可考虑诊断高钾型周期性瘫痪;发作性肌肉麻痹合并室性心律失常及骨骼畸形可考虑诊断毛细血管扩张性共济失调综合征;发作性肌肉麻痹、甲状腺功能亢进、血钾显著降低、低磷酸血症等可考虑诊断甲状腺毒性周期性瘫痪。

非营养不良性肌强直根据儿童或青年期起病,常染色体显性或隐性遗传,动作性或叩击性肌强直,伴或不伴肌肉疼痛及僵硬,有无寒冷诱发等临床特点,CK正常或轻度增高,选择相应的基因检测可明确诊断。因无肌肉萎缩、白内障、秃发、内分泌及智能障碍等多系统受累与强直性肌营养不良相鉴别。

五、治疗

(一)低钾型周期性瘫痪

急性发作期治疗首选口服钾盐纠正低钾,首次口服剂量为 $0.5\sim1\ mmol/kg$,半小时后复测血钾,仍低于正常可加给 $0.3\ mmol/kg$,依此反复直至总量 $100\ mmol$,一般最大量不超过 $200\ mmol$,即 $15\ g$。口服困难的患者可给予静脉补钾,10%氯化钾可加至 5%甘露醇静脉滴注,外周静脉浓度 $<0.3\%$,静脉补钾起始剂量为 $0.05\sim0.1\ mmol/kg$ 溶于 5%甘露醇,每 $20\sim60$ 分钟检测血钾,若仍低于正常,每次可加给 $10\ mmol$。

静脉补钾时应监测心电图及血钾水平。发作频繁者可长期口服钾盐 $2\sim3\ g/d$。预防无效者给予碳酸酐酶抑制剂,乙酰唑胺 $250\ mg$,每天 4 次,同时需大量饮水防止肾结石。碳酸酐酶抑制剂无效可给予保钾利尿药物如螺内酯。新型药物如氯通道阻滞剂布美他尼等尚在研究中。

预防性治疗主要是改变饮食结构和药物预防。低钾型患者应低钠、低糖饮食,避免饮酒。

(二)高钾型周期性瘫痪

急性发作期治疗可用10%的葡萄糖酸钙静脉推注或10%葡萄糖500 mL加胰岛素10~20 U静脉滴注,也可使用呋塞米。药物可选择小剂量排钾利尿剂氢氯噻嗪,症状严重者可适当加量,也可选用碳酸酐酶抑制剂乙酰唑胺或双氯非那胺,需大量饮水防止肾结石。高钾型患者避免高钾饮食,白天进食糖类可减少发作。高钾患者需预防恶性高热发生,长期服用药物者应严密监测血钾变化。

(三)甲状腺毒性周期性瘫痪

甲状腺毒性周期性瘫痪预后良好,治疗应及时纠正低钾和控制甲状腺功能亢进,补钾同时积极使用抗甲状腺药物(如甲巯咪唑)及β受体阻滞剂普萘洛尔(心得安)等,周期性瘫痪临床症状消失后继续抗甲状腺治疗,可减少复发率。

(四)先天性肌强直

轻症患者无须治疗,避免寒冷、劳累等诱因,剧烈运动后先放松运动然后再休息,避免进食冷食诱发咽部肌肉强直,避免冷水游泳出现危险。美西律是唯一有证据治疗骨骼肌强直的药物,但应注意美西律可增加无症状性室性心律失常患者的病死率。伴有心脏长Q-T间期综合征的患者避免使用美西律。部分患者可试用卡马西平。

第三节　肌营养不良

一、定义

肌营养不良是一组以肌纤维变性、坏死及再生为主要病理特征,临床上表现为进行性肌肉无力、萎缩的遗传性疾病。

二、概述

目前肌营养不良主要包括:进行性假肥大性肌营养不良,贝克肌营养不良,先天性肌营养不良,强直性肌营养不良,埃默里-德赖弗斯肌营养不良,面肩肱型肌营养不良,眼咽型肌营养不良及肢带型肌营养不良等。各类肌营养不良症的疾病严重程度、起病年龄、遗传方式、受累肌群及其他受累器官情况差异均较大。

临床主要症状包括:肌肉无力和萎缩,关节僵硬及活动度减小,反复肺部感染,呼吸肌无力,心肌受累时可出现气短及踝关节肿胀,心脏传导系统受累时,可出现晕厥甚至猝死。部分肌营养不良类型也可伴有面肌无力、肌肉疼痛及吞咽困难等。

自 1986 年进行性假肥大性肌营养不良的致病基因 *Dystrophin* 基因被克隆以来,超过 50 种基因已被确定与各种肌营养不良相关,分子诊断的快速进步同时也给临床诊断带来一定的困惑。同一致病基因可以导致不同的疾病类型,如 Dysferlin 编码基因突变可导致 LGMD2B 及 Miyoshi 远端型肌病,而同一种临床类型疾病也可以存在多种不同致病基因,如埃默里-德赖弗斯肌营养不良可以有 *STA*、*LMNA*、*SYNE1*、*FHL1* 等多种致病基因。近年来研究还发现先天性肌病与肌营养不良也存在着一定的致病基因重叠,如 MEGF10 肌病可表现为肌营养不良及先天性肌病改变。总体而言,明确肌营养不良的致病基因对于研究发病机制、寻找治疗方案有着重要的价值和意义。

肌营养不良临床诊断需要完整的病史,肌肉力弱的累及肌群,发病年龄,家族史,疾病的特殊特征。体检需要记录肌肉无力和萎缩的分布区域(面,远端,近端或特定的肌肉群),是否存在关节挛缩、肌强直等。随着基因诊断技术发展,尤其目前二代测序技术的广泛应用,加快了肌营养不良的基因诊断。但基因诊断必须结合临床特征及血清肌酸激酶,肌电图,肌肉病理等,以便于正确能解读测序结果。

虽然肌营养不良的治疗研究进展迅猛,外显子跳跃治疗、通读治疗及细胞治疗等,但均未进入临床应用。目前治疗仍以改善症状、延缓进展、预防并发症的发生为主要目的。

三、临床表现

(一)进行性假肥大性肌营养不良

进行性假肥大性肌营养不良(Duchenne muscular dystrophy,DMD)是 X 染色体隐性遗传性疾病,X 染色体短臂(Xp21)上的抗肌萎缩蛋白基因突变导致肌细胞膜下抗肌萎缩蛋白缺失,引起肌细胞膜脆弱。理论上仅发病于男性,女性基因携带者也可有不同程度的临床表现,称为症状性基因携带者或女性 DMD。在各类肌营养不良疾病中,DMD 的发病率最高,每 3 000～4 000 名出生存活的男童中有 1 人,每 10 万人口中有 2～3 名患者。

患者胎儿期和新生儿期一般不出现临床症状,哺乳期和学步期的运动发育无明显异常,或仅表现为轻度发育延迟,大约 50% 的患者独立步行开始时间或略延迟到 1 岁 6 个月左右。幼儿期容易被发现小腿肌肉肥大。3～5 岁时,大多出现易跌倒,不能跑跳,部分患儿仅仅表现为动作笨拙或运动能力较差。患者逐渐出现近端肌无力,进而出现 Gowers 征,步行时呈见鸭步。一般 5～6 岁到达运动功能的高峰,随后肌力逐渐下降,上下楼梯和蹲起动作无法完成。如果未给予任何治疗,10～13 岁时失去独立行走能力。

出现脊柱侧弯、呼吸肌和心肌损害的时间存在个体差异。以往患者的平均寿命在 20 岁左右,随着呼吸管理、心脏药物的使用,现在 DMD 患者的平均寿命可超过 40 岁。研究发现 DMD 患者的智能有个体差异,韦氏智能量表评分平均智能(IQ)水平在 80～90 分,1/3 左右患者的 IQ ＜70 分。此外值得关注的是 DMD 患儿亦合并多种认知及精神心理疾病,如注意缺陷多动障碍(11%～20%)、自闭症(3%～4%)、强迫症(5%～60%)。

血清 CK 值显著升高,但疾病后期随着病情进展,运动量和肌容积减少而 CK 值逐渐降低。肌电图呈肌源性损害。肌肉病理提示肌纤维变性、增生及坏死等肌营养不良改变。免疫组织化学染色提示 Dystrophin 蛋白缺失。骨骼肌 CT 和 MRI 可以观察到肌肉损伤部位、肌肉组织水肿及脂肪化的程度。哺乳期和幼儿期一般不会有影像学改变。小腿肌肉受损一般从腓肠肌开始,继而发展到比目鱼肌,大腿肌肉一般从大收肌开始。小腿的胫骨前肌和大腿的股薄肌、缝匠肌和半膜肌的功能一般得到保留,其他肌肉会出现脂肪化改变。

(二)贝克肌营养不良

贝克肌营养不良(Becker muscular dystrophy,BMD)同样因抗肌萎缩蛋白基因的突变所致,但患者肌肉中仍有不同程度的抗肌萎缩蛋白表达,临床症状比较轻,一般到 15 岁以后仍能保留步行能力。

BMD 的临床表现呈多样性,重症患者类似于 DMD,轻症病例可运动功能良好,仅有 CK 值升高。但大多 BMD 患者出现小腿肥大,运动后肌肉疼痛和肌阵挛,青年时期即出现进展性心肌损害,心律不齐和心功能不全是 BMD 患者的主要死因。所以需要从小儿期开始关注心功能变化。

(三)埃默里-德赖弗斯肌营养不良

埃默里-德赖弗斯肌营养不良由 *STA*、*LMNA*、*SYNE1*、*FHL1* 等多种致病基因突变所致。以骨骼肌、关节和心脏损害为临床特点。幼儿期以后发病,缓慢进展的肌肉无力和肌萎缩,多关节挛缩。青春期后出现伴有心脏传导阻滞的心肌损害症状,容易诱发猝死。

(四)肢带型肌营养不良

肢带型肌营养不良是指一组主要侵害骨盆带肌和肩胛带肌的骨骼肌疾病。目前为止已经发现近 30 个分型,大致分为常染色体显性遗传的 LGMD1 和常染色体隐性遗传的 LGMD2,但仍有半数为散发病例。肢带型肌营养不良首发症状一般是骨盆带及肩胛带肌肉萎缩,腰椎前凸,上楼困难,鸭步步态,下肢近端无力,继而出现抬臂困难,翼状肩胛,头面颈部肌肉一般不受累,有时可伴腓肠肌假性肥大。病情进展缓慢,一般在发病后 20 年左右丧失步行能力,肌电图和肌活检均显示肌源性损害,CK、LDH 等血清肌酶常显著增高,但通常低于 DMD 型的水平。

(五)先天性肌营养不良

先天性肌营养不良主要分为四大类型:福山型先天性肌营养不良、非福山型先天性肌营养不良、Ullrich 型肌营养不良、糖链修饰异常的先天性肌营养不良。临床主要表现为新生儿期或幼儿期起病,肌无力和肌张力低下为主要症状,可伴有不同程度中枢神经系统受累。

(六)远端型肌病

远端型肌病是以四肢远端肌肉无力和萎缩为临床特点一组肌肉疾病。其遗传形式、临床症状和肌肉病理改变显著不同。主要的远端型肌病的类型主要包括 Welander 型、Laing 型、Miyoshi 型等。

(七)面肩肱型肌营养不良

面肩肱型肌营养不良为常染色体显性遗传疾病,多为 4q35 基因片段缺失引起,但有 1/3 左右的患者为散发病例。面肩肱型肌营养不良多累及面部肌肉、前锯肌、腹直肌、椎旁肌,而三角肌和肩胛提肌相对回避,特殊的并发症有兔眼症和视网膜血管异常导致的眼底出血。

(八)强直性肌营养不良

强直性肌营养不良为一组以肌无力、肌萎缩和肌强直为特点的多系统受累的常染色体显性遗传疾病,依据不同的基因突变类型分为两型。致病基因分别位于 19q13.3 强直性肌营养不良蛋白激酶 *DMPK* 基因和 3q21.3 锌指蛋白 *9ZNF9* 基因。即强直性肌营养不良 1 型(myotonic dystrophytype 1,DM1)和强直性肌营养不良 2 型(myotonic dystrophy type 2,DM2)。强直型肌营养不良患者两型之间临床症状和体征极其相似,受累组织均为骨骼肌、平滑肌和心肌,临床表现以肌强直、肌无力及肌萎缩为主,同时累及眼部、皮肤、神经、心脏、消化道、呼吸道、性腺及内分泌系统多器官多系统损害。如白内障、秃发、心律失常、胰岛素敏感性降低和糖尿病、低免疫球蛋白血症及睾丸功能障碍等。DM1 型肌无力及肌萎缩见于咀嚼肌、面肌、胸锁乳突肌及肢体远端肌肉,认知功能损害较重,斧状脸,早年脱发明显。而 DM2 以近端肌肉及肢带肌受累为主,发作性或波动性肌肉疼痛,肌无力较晚出现,萎缩程度轻,发生率低,且面肌、呼吸肌及肢体远端肌肉受累少见,心脏传导阻滞、白内障及胰岛素敏感性降低常见,DM2 一般不累及智能损害。

四、诊断

肌营养不良临床诊断需要结合完整的病史,详细的临床查体及必要的辅助检查(肌酸激酶、肌电图、肌肉病理、肌肉影像学及基因检测)。目前随着分子生物学技术的广泛发展,使得基因检测在疾病诊断中具有重要的价值,甚至在疾病早期,肌肉病理等检查之前即可完成基因诊断。但是不能忽视,特殊情况下肌电图,肌肉病理及肌肉影像学等对于解读基因检测结果有着极其重要的指导作用,应根据具体情况完善必要检查。此外,对于不同疾病,基因突变类型不同,选择基因检测方法不同,如 DMD 多为大片段缺失和重复突变,首选多重连接探针扩增技术检测方法,检查未能发现突变者可接受肌肉活检,免疫组织化学方法确定是否有抗肌萎缩蛋白染色异常。如发现异常,可进一步选择一代或二代测序;对于强直性肌营养不良、眼咽型肌营养不良等动态突变疾病,根据具体情况可选用高压液相层析、一代测序检测;而面肩肱肌营养不良多选用 Southern 杂交方法。

五、治疗

肌营养不良患者的管理需要神经内科、呼吸科、康复科、心血管科、整形外科、营养科、护理等多学科合作管理。多学科管理需要贯穿患者生长发育和病情发展的各个阶段。目前的药物治疗主要集中于 DMD 患者。这些药物治疗并不一定适用于其他肌营养不良,但对于各系统并发症处理及康复治疗基本一致。

(一)DMD 患者的激素治疗

既往多个随机对照临床试验表明,长期使用激素可以延长 6 个月到 2 年的步行能力,维持呼吸功能,预防脊柱侧弯,减少心脏并发症。

目前治疗起始时间,大多专家建议 5~6 岁开始,此时运动功能达到顶峰或不建议 2 岁以下的处于生长发育期的幼儿口服激素。激素治疗前应该完成预防接种,尤其是水痘疫苗和麻疹疫苗。

泼尼松龙的剂量目前还没有统一的共识。临床试验发现少于 0.3 mg/(kg·d) 的激素不能改善运动功能。美国神经科学会的临床指南建议激素量为 0.75 mg/(kg·d)，但存在一定的肥胖等不良反应发生的风险。另外还有口服 10 天、休息 20 天的治疗方法，部分患者在停药间隔出现肌力低下，有些专家认为不可取。荷兰的临床指南建议连续口服 10 天后休息 10 天。有研究认为 0.75 mg/(kg·d)标准疗法及周末连续两天口服 10 mg/kg（总量）疗法收益相当，耐受性一致。建议每天早晨顿服，尽量避免晚饭后口服，防止出现失眠。

激素治疗开始后，需要定期评价生活质量、运动功能、心功能和呼吸功能。定期监测身高、体重、血钙、磷、碱性磷酸酶、骨代谢标志物、双羟维生素 D 浓度、尿肌酐、尿钙、尿糖、骨密度、眼科检查等指标，监测可能出现的激素不良反应。

完全失去步行能力后是否还需要长期使用激素，暂时没有随机对照试验。但若干非随机对照试验已经证明激素可以维持呼吸功能，显著延迟无创正压辅助通气使用，维持心功能，抑制脊柱侧弯的进展。有专家推荐此时期使用泼尼松龙 0.3～0.6 mg/(kg·d)，连续使用。

（二）强直性肌营养不良的肌强直治疗

临床上用于治疗强直的药物有很多种类，但大多为病例报道或小样本研究，需要更多的临床研究来确定这些药物的有效性、安全性及患者的耐受性。

1.抗心律失常药

最近，对于肌强直的强直治疗，美西律已获得广泛认可。一项随机双盲对照研究显示，美西律每次 150～200 mg，每天 3 次，可显著减少 DM1 型患者强直发作，而并未导致 Q-T 间期、P-R 间期及 QRS 时限延长。所有用于治疗肌强直的药物，美西律是证据最强的药物。其最常见的不良反应为震颤、复视及胃肠道功能紊乱，血小板减少及肝功能损害少见，与食物同时服用可减少这些不良反应。

妥卡尼、氟卡尼治疗肌强直目前循证证据不足。少量的数据支持氟卡尼可改善SCN4A突变的痛性先天性肌强直症状。

2.抗癫痫药

与安慰剂相比，苯妥英钠可显著减少用力握手后的松弛时间和主观的强直症状。研究发现其治疗强直的有效血药浓度为 20 μg/mL。主要的不良反应包括共济失调、牙龈肥大、肝炎和骨髓抑制等。

（三）康复管理

1.关节伸展训练

可以步行的早期阶段就开始接受关节伸展训练，以防止肌肉、关节和胸廓的挛缩变形。关节活动度伸展训练至少每天 1～2 次,每周 4～6 次为宜,需要长期坚持。训练内容包括:日常生活中保持良好姿势、夜间戴下肢支具、戴下肢支具的站立训练和徒手关节康复疗法等。

步行能力丧失后患者需要轮椅生活。为了避免肘关节等部位的关节活动度的减少,指导患者进行上肢的关节可动空间训练。使用短下肢支具可以延缓踝关节挛缩。

2.运动疗法、支具、辅助具和环境改造

运动疗法实际操作时应该把握"运动过程中和运动后第二天不出现肌肉疼痛和疲劳"的原则。目前普遍的做法是在不强迫运动的前提下,不刻意控制日常生活的运动量。丧失步行能力之后,只要没有心肺功能低下,不需要限制自主运动。

站立训练和步行训练时穿戴长下肢支具。短下肢支具可以防止踝关节背屈能力受限的进展。长距离步行困难时,应考虑使用轮椅。轮椅座位保持装置可以保证患者得到良好的坐姿。轮椅的前臂支撑装置可以让患者更方便地使用双手。同时需要改造桌子高度、配备便于电脑输入和电动轮椅的操作装置。减少家庭内部地面落差,改造厕所和浴室、装配转移用吊车等措施都可以显著提高患者生活质量。学校和工作单位的无障碍措施和信息技术的支持可以让患者更好地适应社会环境。

(四)呼吸管理

早期没有呼吸管理,急性和慢性呼吸功能不全几乎占了死亡原因的全部。随着有效的呼吸管理方法普及使用,DMD 患者的生命预后和生活质量得到了明显的改善。

1.呼吸康复训练

DMD 患者的肺活量在 9～14 岁达到最高峰,而后逐渐下降。因为患者无法有效深呼吸,导致肺或胸廓活动度减弱。同时因无法用力咳嗽而排痰困难,导致呼吸道阻塞,引起窒息,所以通过呼吸康复保持肺和胸廓的活动度是非常关键的。患者应该通过反复训练舌咽呼吸,尽量维持最大用力吸气量,应通过呼吸肌肌力训练、徒手咳嗽辅助和机械咳嗽辅助等方法来保持呼吸道清洁、维持通气效率和有效咳痰。

2.无创正压及气管切开辅助呼吸

早期换气不足多表现为早晨很难叫醒或晨起后头痛等,当出现这些换气不足的症状时,应该评价肺活量。综合评价监测睡眠时和觉醒时的氧饱和度和二氧化碳分压,必要时给予人工呼吸机辅助呼吸。

辅助呼吸的首选是无创正压辅助通气。即使患者没有慢性换气不足的自觉症状，如果有反复呼吸道感染、体重显著减轻、睡眠时和觉醒时氧饱和度下降，二氧化碳分压升高等情况说明存在通气不足，应该考虑接受长期无创正压辅助通气。无创正压辅助通气可以预防和治疗上呼吸道感染引起的急性呼吸功能不全。

给予无创正压辅助通气之后呼吸功能仍不能改善，应该考虑气管插管或气管切开。气管切开后最严重的并发症是气管动脉瘘。

（五）心脏并发症的处理

目前DMD患者死因的60%为心功能不全，对心脏并发症的防治影响患者的预后。定期检查非常关键。DMD患者不管有没有症状，都要定期接受心功能评价。确诊时和6岁前接受首次心电图和心脏超声检查。而后在没有心功能异常情况下，建议10岁之前至少每2年1次、10岁之后每年1次接受心功能评价。

1.血管紧张素转化酶抑制剂

心脏超声检查发现左室搏出率<55%或局部左室壁运动异常时，就应该开始血管紧张素转化酶抑制剂口服治疗，在没有特殊不良反应的情况下坚持疾病中全程使用。因咳嗽等不良反应无法继续口服ACEI时改为血管紧张素Ⅱ受体阻滞剂（ARB）。ACEI或ARB起始用量一般从常用量的1/8～1/2开始，在注意自觉症状和血压的情况下逐渐增加药量。

2.β受体阻滞剂

β受体阻滞剂可以改善心功能，降低猝死的发生率。因不良反应而无法使用ACEI或ARB的患者也可以单独使用β受体阻滞剂。β受体阻滞剂的使用应该从低剂量开始。卡维地洛1.25 mg以下，每天2次或比索洛尔0.625 mg以下，每天1次的剂量开始，根据患者的耐受性，每隔几天或2周左右阶段性增加剂量。在综合评价疗效和耐受性的基础上确定每例患者的维持剂量。服药期间需要注意心功能的变化、脉搏及血压的波动和是否诱发支气管哮喘。

3.强心、利尿剂

强心、利尿药物适用于心力衰竭加重患者，不建议轻症患者使用。当患者有体液潴留（水肿）和肺部淤血时应给予利尿剂。使用袢利尿剂和噻嗪类利尿剂时要注意低钾、低镁血症。定期检查电解质，需要时给予补充。抗醛固酮药物已经证实具有保护心肌和降低死亡率的作用。

左室收缩功能障碍的心功能不全可以使用地高辛，虽然地高辛可以改善心力衰竭症状并提高生活质量，但长期使用会导致心力衰竭，预后不好。地高辛对窦性心律的慢性心功能不全患者可以减轻心力衰竭症状，但不会改善预后，地高辛的血药浓度越高,死亡率增加越明显,建议血药浓度维持在 $0.5 \sim 0.8 \, \text{ng/mL}$ 的较低水平。因地高辛通过肾脏排泄,肾功能低下患者慎用。骨骼肌损害严重的 DMD 患者因肌容积较少,无法使用肌酐来评价肾功能,应选择胱抑素 C 会更准确。

4.抗心律不齐药物

DMD 患者的心律不齐不需要特殊治疗,尤其 15 岁以下儿童慎用抗心律失常药物。抗心律失常药物可以抑制心功能,而且容易出现不良反应。只有在症状明显、出现严重的血流动力学问题,可能会引起生命危险的情况下才考虑使用。左室搏出率<40%的中重度心功能不全患者建议使用美西律和胺碘酮。其他抗心律失常药物因为具有负性肌力作用,不建议心功能不全患者使用。目前还没有证据证明,抗心律失常药物可以改善长期预后。对于严重心功能不全的治疗方法还有左室成形术、人工心脏和心脏移植等方法。

(六)整形外科治疗

1.脊柱矫正固定手术

脊柱侧弯是呼吸功能低下的原因之一,并影响患者的生活质量和日常生活活动能力。脊柱矫正固定手术可以矫正脊柱侧弯,防止侧弯的进展,同时可以改善坐位和上肢功能,减轻腰背部疼痛,使护理更加容易,提高患者的生活质量。脊柱矫正固定术的围术期和术后的并发症非常多。最常见的并发症为呼吸功能不全,侧弯程度严重的患者更容易出现并发症。应该在术前充分向患者和家人说明手术的风险。

9~10 岁或失去步行能力之后,应该每隔半年到 1 年接受全脊柱 X 线检查。如果半年之内侧弯进展 10°以上,应在侧弯没有达到 30°~40°之前接受手术。另外,丧失步行能力之后,应该在用力肺活量和肺活量<30%之前接受手术,以免呼吸功能严重低下而失去手术机会。

2.骨质疏松的处理

维生素 D 和钙片合用或维生素 D 和维生素 K 合用可以明显提高骨密度。正在口服激素的患者使用二碳磷酸盐化合物后可以维持或提高 1~2 年的骨密度,未发现有明显的不良反应。

(七)控制体重

肥胖在 DMD 患者中具有一定的发生率,其产生的原因多半是因为活动量减少、基础代谢低下、激素治疗、能量摄取过多等多种因素引起。应该评价患者摄取的热量,纠正不良饮食习惯,改善膳食的营养平衡,尤其需要从幼儿期培养良好的饮食习惯。

部分 DMD 患儿表现为过瘦,产生原因多半是呼吸功能低下导致的代谢亢进、热量摄取减少和吞咽障碍等。改善口感和食物形态,增加辅食、增加进食次数等方法提高热量和蛋白质摄取量。

无法正常进食引起体重明显减轻或重度吞咽障碍的患者应该考虑经鼻胃管或胃部造瘘术。胃部造瘘术和经鼻胃管相比,虽然误吸的可能性没有明显差异,但患者有更好的舒适感和满意度,而且不影响无创正压辅助通气的使用。为了减少并发症的发生,胃部造瘘应该在严重心肺功能较好和骨骼严重变形之前完成。

(八)心理指导

确诊之后,应尽早向患者及家人提供咨询,内容包括基因遗传及在疾病各发展阶段需要注意的问题。肌营养不良家庭中的父母,尤其是母亲容易感到负罪感,可能会向患儿倾注过分的保护,影响患儿的智商和情商的发育,产生家庭内部的不公平。另外,父母过度的悲观会影响子女对未来的向往,减少学习的欲望。因此,确诊之后医务人员要提供充分的心理支持,尽量减轻父母的负罪感,要让父母了解到通过适当治疗可以延长寿命,教会如何使用辅助器具,确定阶段性目标。

向患儿告知病情的时间和方式需要认真考虑。很多父母不想让患儿知道诊断名称,但气管切开及脊柱侧弯矫正手术等问题都需要患儿本人的理解和同意,告知还是必要的。告知时间一般选择在小学高年级和中学时期,兼顾患者个人的心理特质。教育部门对少见病的了解比较少,即使患儿有充分的活动能力,但也有可能会被学校拒绝,需要医务人员向学校提供相关的疾病信息。患儿在学校中应该得到和其他正常儿童相同的对待,但需要在活动区域中设置扶手,尽量减少班级间的移动。兼顾康复锻炼方案的基础上,结合患儿的爱好安排适当的体育运动。对 DMD 患者来说游泳是比较合适的运动方式。医院和学校的信息互通可以解决很多就学遇到的问题。特别是到了青春期,患儿可能会有自身特殊的烦恼,需要教师的心理辅导。

(九)基因治疗

1.外显子跳跃

外显子跳跃作为一种基因治疗手段,已经显示出广阔的应用前景,理论上适用于 90% 的 DMD 患者。通过使用人工 RNA-反义寡核苷酸跳跃缺失基因附近的外显子,可以将 DMD 患者的移码突变修改为 BMD 型的非移码突变。

2016 年 9 月 19 日美国 FDA 特殊渠道批准 51 号外显子跳跃药物 Eteplirsen

上市,给遗传性肌肉疾病的治疗带了一片曙光,具有里程碑性的意义。临床试验表明:Eteplirsen 治疗可以使 DMD 患者骨骼肌表达抗肌萎缩蛋白,3 年治疗,与外部对照组相比延长 6 分钟步行距离 165 m,治疗组 83% 患者仍保持行走能力,而外部对照组仅 53% 保持行走能力,治疗组未发现严重的不良反应。

CRISPR-Cas9 基因编辑技术的火爆,给肌营养不良基因治疗注入更大热情与活力。CRISPRCas9通过非同源性末端连接以及同源重组修复途径来编辑基因。非同源性末端连接高效,可以用任意基因位置上的剪切,同源重组修复,效率较低,但是可以完成基因定点精确的修复。已经有许多报道应用 CRISPR-Cas9 技术,可以在实验室完成 DMD 外显子跳跃治疗,还可以完成动态突变的编辑,治疗强直性肌营养不良 1 型以及 C9orf72 所致的肌萎缩侧索硬化或额颞叶痴呆等。全世界都对 CRISPR-Cas9 技术应用临床充满期待。

2.通读疗法

DMD 患者中大约 10% 是因为抗肌萎缩蛋白基因外显子的无义突变所致。氨基糖苷类药物庆大霉素可以在翻译过程中翻译终止密码子,完成翻译过程,合成不完全的抗肌萎缩蛋白,称为通读疗法。硫酸阿贝卡星、泰乐霉素和负霉素也被证明具有通读活性。但在实际的临床试验中,庆大霉素因肾毒性和耳毒性的问题无法增加剂量,疗效不满意。后期通过 6 个月的长期用药结果发现,庆大霉素可以使治疗组 15% 的患者表达抗肌萎缩蛋白。目前供口服治疗的通读药物PTC124 的 Ⅱ 期临床试验正在进行。

(十)总结

虽然目前除了激素治疗有效以外,其他治疗仅仅处于对症和支持阶段,随着医学的进步和多学科沟通合作和社会保险的支持,DMD 患者的寿命实际上已经比以前延长了 10 岁以上。对 DMD 患者的治疗不仅包括药物治疗,还应该注意如何提高生活质量,并帮助患者走入社会,以统筹生命的眼光去规划治疗目的和治疗措施。随着外显子跳跃等针对基因突变的根本性治疗的研发,在可预测的未来,这些患者能够得到更有效的治疗和社会-生活-医疗支持。

参考文献

[1] 刘春华.神经系统常见疾病的诊断与治疗[M].北京:电子工业出版社,2020.

[2] 陈红霞.神经系统疾病诊疗学[M].昆明:云南科技出版社,2019.

[3] 刘中革.神经系统疾病治疗实践[M].北京:科学技术文献出版社,2018.

[4] 樊书领.神经内科疾病诊疗与康复[M].开封:河南大学出版社,2021.

[5] 丁新生.神经系统疾病诊断与治疗[M].北京:人民卫生出版社,2018.

[6] 宫文良.神经系统常见疾病诊疗与康复[M].哈尔滨:黑龙江科学技术出版社,2020.

[7] 李杰.神经系统疾病内科治疗实践[M].长春:吉林科学技术出版社,2019.

[8] 高媛媛.神经内科常见疾病检查与治疗[M].哈尔滨:黑龙江科学技术出版社,2021.

[9] 程鹏飞.神经系统疾病诊疗概要[M].长春:吉林科学技术出版社,2018.

[10] 田锦勇.神经内科系统疾病基础与进展[M].昆明:云南科技出版社,2020.

[11] 齐有福.神经系统疾病基础与临床[M].上海:上海交通大学出版社,2019.

[12] 王为光.现代内科疾病临床诊疗[M].北京:中国纺织出版社,2021.

[13] 高兆录.神经系统疾病临床诊疗进展[M].长春:吉林科学技术出版社,2018.

[14] 刘增玲.神经内科常见疾病诊断指南[M].长春:吉林科学技术出版社,2020.

[15] 郭玉峰.神经系统疾病药物治疗与防控[M].北京:科学技术文献出版社,2020.

[16] 江毅.神经系统疾病诊断与防治[M].北京:科学技术文献出版社,2019.

[17] 刘广志,樊东升.临床神经病学手册[M].北京:北京大学医学出版社,2021.

[18] 田锦勇.临床神经系统疾病诊治[M].北京:中国纺织出版社,2019.

[19] 张曙.现代神经系统疾病诊疗与监护[M].天津:天津科学技术出版社,2020.

[20] 周宏.新编临床神经系统疾病的诊治[M].天津:天津科学技术出版社,2018.

[21] 魏佳军,曾非.神经内科疑难危重病临床诊疗策略[M].武汉:华中科学技术大学出版社,2021.

[22] 张云书.神经系统疾病诊疗与康复[M].北京:科学技术文献出版社,2018.

[23] 吕传真,周良辅.实用神经病学[M].上海:上海科学技术出版社,2020.

[24] 宿英英.神经重症专科医师培训教程[M].北京:人民卫生出版社,2021.

[25] 王晓鹏.周围神经系统疾病诊治[M].天津:天津科学技术出版社,2019.

[26] 郑世文.临床神经系统疾病诊疗[M].北京:中国纺织出版社,2020.

[27] 庞啸虎,包华,李艾帆.神经内科疾病临床诊治[M].南昌:江西科学技术出版社,2018.

[28] 陈哲.常见神经系统疾病诊治[M].天津:天津科学技术出版社,2020.

[29] 刘明.临床神经内科疾病诊疗[M].武汉:湖北科学技术出版社,2018.

[30] 黄佳滨.实用内科疾病诊治实践[M].北京:中国纺织出版社,2021.

[31] 孙瑞迅.神经外科疾病诊治学[M].武汉:湖北科学技术出版社,2018.

[32] 王爱玲.神经系统疾病的鉴别诊断[M].天津:天津科学技术出版社,2019.

[33] 张爱萍.神经系统疾病诊治与康复[M].天津:天津科学技术出版社,2020.

[34] 张立霞,刘文婷,谢江波.神经内科疾病临床诊疗[M].天津:天津科学技术出版社,2018.

[35] 王文杰.现代神经外科疾病诊治[M].开封:河南大学出版社,2021.

[36] 鲁翔.脑梗死后再发脑出血患者的临床诊疗[J].中国医药指南,2022,20(12):49-52.

[37] 周雪娇,王建,徐祖才.脑出血术后癫痫的诊疗进展[J].中国神经免疫学和神经病学杂志,2020,27(2):147-150.

[38] 张敏,赵学明,段虎斌.神经电生理监测在三叉神经痛诊疗中的应用进展[J].中国疼痛医学杂志,2020,26(10):769-773.

[39] 王德仙,都基刚,任美英,等.急性自发性脑出血不同干预方式的临床诊疗分析[J].中国实验诊断学,2019,23(12):2102-2104.

[40] 刘君鹏,程琼,李云飞,等.非外伤性脑凸面蛛网膜下腔出血的病因分析及诊疗对策[J].中外医疗,2021,40(26):17-20.